圖解版

有趣到睡不著

内臟脂肪消除術

栗原診所 東京・日本橋院長

栗原 毅 監修

Takeshi Kurihara

晨星出版

前言

你是否在意凸起來的小腹呢？

因新冠肺炎蔓延，在意內臟脂肪的人急速增加。但實際上，就算清楚知道自己「吃太多、喝太多又運動不足」，卻還是很難順利減重。

為什麼脂肪會囤積，為什麼脂肪這麼恐怖？首先我們就要先從內臟脂肪囤積的過程及其風險開始了解。有基本認識後，再學習如何消除內臟脂肪。做法沒有任何困難之處，只要持之以恆，內臟脂肪也能輕鬆消除，讓你獲得健康的每一天。

內臟脂肪的特徵，就是「容易囤積，也容易消除」。內臟脂肪會囤積，主要都是過量攝取米飯、麵食、麵包、水果等「醣類」。

醣類會在肝臟合成中性脂肪，成為我們的熱量來源，但如果這些中性脂肪沒有再次以能量的方式消耗掉，就會變成內臟脂肪而囤積於體內。

此外，內臟脂肪也是導致代謝症候群的原因。內臟脂肪並非單純脂肪，如果放著不管，就會導致「高血壓」「糖尿病」及「血脂異常」3大慢性病。因此，內臟脂肪可說是會引起可怕疾病的「生命危險訊號」。

本書將介紹「照著做就可以」消除內臟脂肪的方法，其中也包含了在新冠疫情時代，能夠健康生活的相關知識。

讓我們一起了解內臟脂肪，以無負擔不囤積的生活為目標吧。

栗原診所 東京・日本橋院長 栗原 毅

第3章 以驚人速度瘦小腹的超強飲食法

第4章 聰明選擇外食、聚餐

第5章 毫不勉強地持續！減少內臟脂肪的生活習慣

第 1 章

不運動就能消除內臟脂肪

凸出來的肚子，真實身分是什麼？

內臟周圍的脂肪是慢性病的成因

凸出來的肚子和每年增加的腰圍……為腹部周圍脂肪煩惱的人應該不少。

肚子凸出來，是因為「內臟脂肪」的囤積。顧名思義，內臟脂肪就是囤積於固定內臟周圍、腸道等消化器官薄膜上的脂肪，囤積過多就叫做「內臟脂肪型肥胖」，身形看起來就像蘋果，所以又稱為「蘋果型肥胖」。

首先，身體裡的脂肪分為3類，除內臟脂肪外，還有「皮下脂肪」。皮下脂肪就在皮膚下方，特徵是容易囤積在腰部到大腿之間。如果皮下脂肪過剩，就稱為「皮下脂肪型肥胖」，或由其身形而稱為「西洋梨型肥胖」。

另外一種叫做「異位性脂肪」。指的是脂肪位於體內不應該存在的地方，如肌肉或器官內。

日本厚生勞動省將腹圍視為診斷代謝症候群（容易罹患心臟病或腦中風的病況）的標準之一，這是因為目前已知內臟脂肪會釋出有害健康的物質。因此，也可以說**凸出來的肚子是引起慢性病的危險訊號**。

囤積於身體的主要脂肪

人體約有20%由脂肪構成，脂肪可分為內臟脂肪、皮下脂肪及異位性脂肪3大類，其中最容易減掉的就是內臟脂肪。

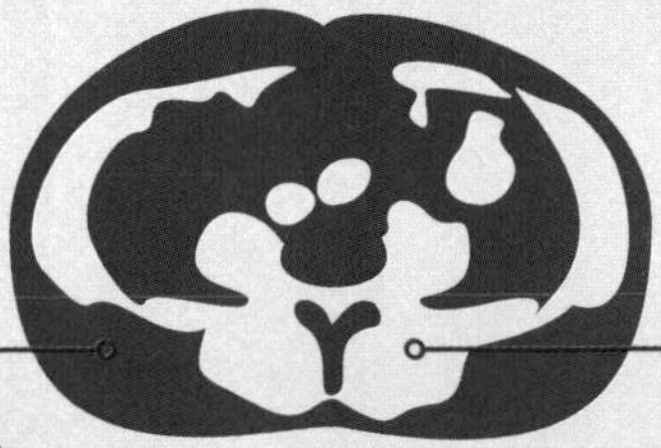

捏得起來！▼

皮下脂肪 ＜ 內臟脂肪

捏不起來！▼

皮下脂肪：存在於皮膚下方的脂肪。作用是維持體溫、儲存能量、保護身體免受外部壓力。

內臟脂肪：在皮下脂肪之下，囤積於固定腸道等消化器官薄膜上。囤積過多會導致各種疾病。

囤積了就麻煩了！▼

異位性脂肪

危險性大！

直接附在肌肉或器官上的脂肪。對健康有不良影響，且從外表不容易看出，是隱形肥胖之成因。

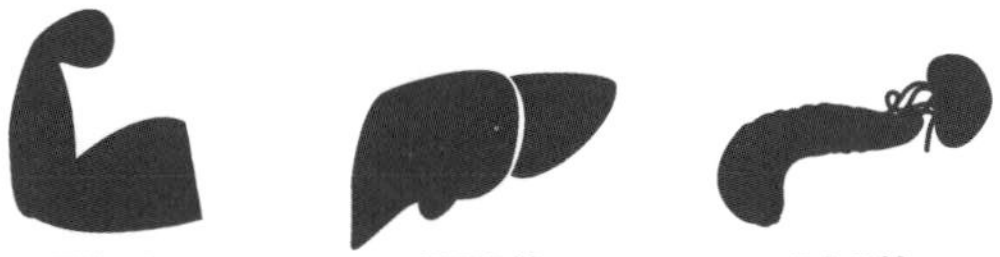

肌肉　肝臟　胰臟

容易囤積在這些地方！

內臟脂肪是中年後的危險訊號

女性荷爾蒙與肌肉量減少

內臟脂肪的特徵之一，就是會隨著年齡增長而變得容易增加。

尤其是女性，**在45～55歲停經後，內臟脂肪會以比過去要快2倍的速度囤積**。女性荷爾蒙為了保護與懷孕、生產相關的骨盆內器官，會針對腰部周圍下達囤積皮下脂肪的命令，不過在停經後，荷爾蒙分泌量就會減少。當皮下脂肪變得不容易累積，內臟脂肪就取而代之變得容易囤積了。

而男性也有「中年肥胖」一詞，隨著年齡增加，內臟脂肪也變得容易增加。其原因是肌肉量減少而造成的基礎代謝率下降。基礎代謝率是指心臟跳動、維持呼吸、保持體溫等維持生命的基本消耗能量。這種能量主要來源是靠肌肉燃燒脂肪等，而**隨著年齡增加，肌肉量減少，脂肪無法轉換成能量，導致容易囤積**。

女性也有些案例是因為減肥而過度控制卡路里及醣類，使得肌肉量減少，基礎代謝率降低，造成內臟脂肪增加。

此外，40歲左右後，就算體重在標準值內，也有很多人因為內臟累積了脂肪而有高體脂率的「隱形肥胖」。

女性荷爾蒙（雌激素）分泌量的變化

女性在40歲以後，女性荷爾蒙（雌激素）的分泌量會快速減少，
體質變成容易累積內臟脂肪及異位性脂肪。

雌激素量變化示意表

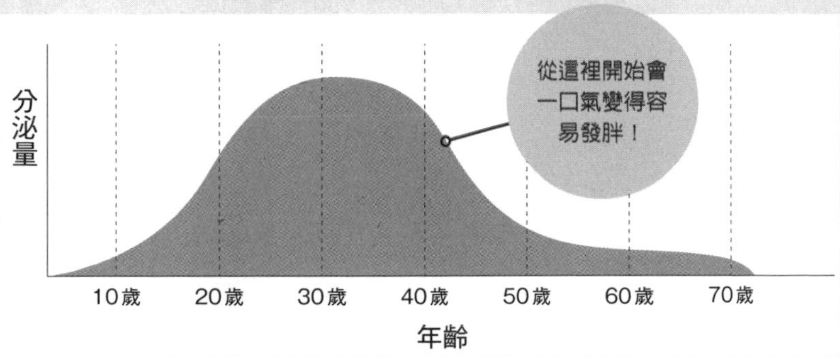

30歲以後無論男女，基礎代謝率都會下降

年紀增加就容易變胖的原因之一，是因為基礎代謝率下降，
使得脂肪不容易燃燒。30歲以後尤其需要改變飲食及運動等生活習慣。

男性

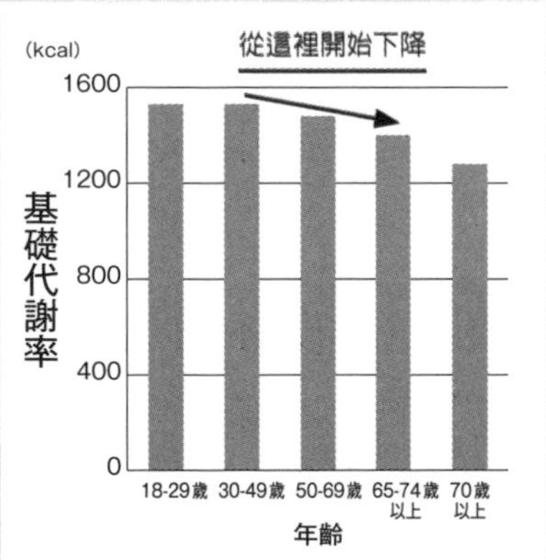

女性

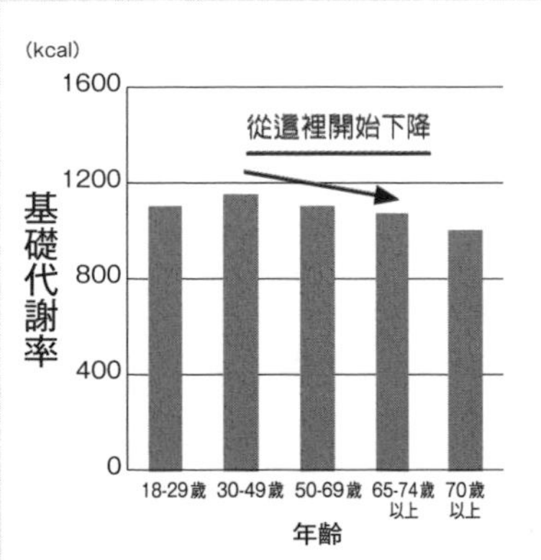

出處：根據日本厚生勞動省「日本人飲食攝取標準」（2020年版）的「對照體重的基礎代謝率」製成

讓內臟脂肪增加的罪魁禍首就是醣類！

醣類比脂質更容易形成體脂肪

聽到「囤積體脂肪的飲食」，應該很多人會聯想到「脂質」。當然，雖然攝取過量脂質也是造成脂肪囤積的原因，不過比這個更嚴重的是「醣類」攝取過多。**脂肪的原料為脂質與醣類，實際上，醣類更容易變成脂肪**。

吃進米飯、麵包等醣類含量高的食物後，血液中的醣（血糖）含量，也就是血糖值會上升。接著，身體就會從胰臟分泌胰島素，把血糖帶到肌肉細胞，讓血糖值下降。被帶到肌肉的血糖會轉變成能量及儲存為肝醣，而沒有用完的血糖就會跑到脂肪細胞內合成中性脂肪（作為身體能量來源的脂肪）。當中性脂肪過多時，就會變成內臟脂肪或皮下脂肪儲存。

此外，吃進體內的醣類和脂質，也會被帶到肝臟合成中性脂肪。中性脂肪會跟著血液輸送到各個器官，作為能量消耗，但是用不完的中性脂肪也會囤積下來。

總之，**攝取太多醣類與脂質（尤其是醣類）的情況下，又繼續過著身體不太活動、不太消耗能量的生活，那麼脂肪只會不斷囤積下**去。

醣類比脂質更容易致胖

食物當中的脂質不會直接變成脂肪。
比起脂質，飲食方面更需要注意的是醣類攝取過多。

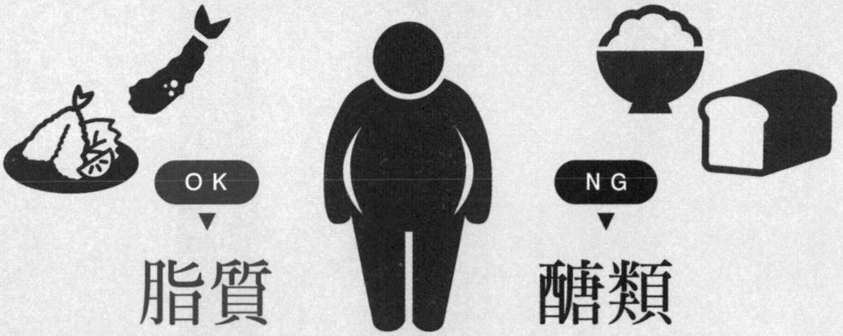

醣類會讓體重上升！

剩餘的胰島素會變成「肥胖荷爾蒙」

醣類攝取過量後所分泌的胰島素如果過多，就會轉變為「肥胖荷爾蒙」
而促進脂肪合成，這就是形成內臟脂肪的原因。

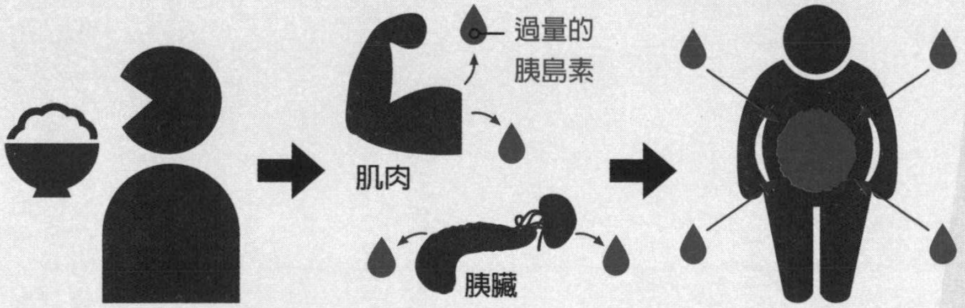

吃進醣類血糖上升。

血糖下降後剩下儲存不完的胰島素。

過量的胰島素作用於脂肪細胞，產生脂肪。

愈在意卡路里，攝取的醣類愈多!?

不分男女老少都攝取過量的醣類

左邊圖表是Sapporo啤酒公司針對20～60歲的男性及女性共1000人做的「飲食習慣與醣的實況調查」。

粟原診所建議的1日醣類攝取量，男性為250公克，女性為200公克。圖表以此建議值作為醣類攝取標準，可以看到**不分男女老少，醣類攝取量都超過標準，1天的飲食當中醣類攝取量有過剩的傾向**。而醣類攝取超過標準的人占73．5％，其中男性占62．4％，女性占84．7％，可見女性更有醣類攝取過量的傾向。

而更應該特別提出來的是，調查中回答「飲食會注意卡路里攝取過量」的人當中，醣類攝取超過基準所占的比例，從圖表就可以得知，**在意卡路里的人反而更有醣類攝取過量的傾向**。

這個結果的背後可能是因為，他們認為脂肪囤積的原因並非醣類，而是卡路里攝取過量。不過事實上卻相反，如果想要不囤積脂肪，該注意的不是卡路里攝取過量，而是醣類攝取過量。建議要注意每天吃的食物含醣量，並適當節制。

飲食習慣與醣的實況調查

對日本全國1000名20～60歲的男女進行「飲食習慣與醣的實況調查」，發現無論男女老少，1日醣類攝取的平均量都超過標準，尤其以留意卡路里攝取過量的人，更容易攝取過量醣類。

1日飲食攝取的醣類含量

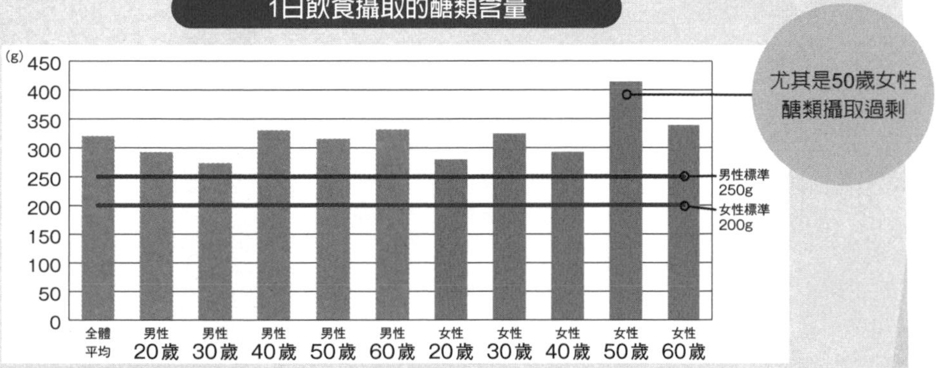

Sapporo啤酒公司調查（栗原毅監修）
出處：根據Sapporo啤酒公司「1000名20～60歲男女飲食習慣與醣的關聯實況調查」製成

由表可知許多人在不知不覺間醣類攝取過量。其中尤以50歲女性，生活習慣多吃以醣類為主的小吃，這被判斷為攝取過量的原因。

所有受調查者當中，醣類攝取超過基準的人的比例、以及回答「飲食會注意卡路里攝取是否過量」的人當中，醣類攝取超過標準值的比例

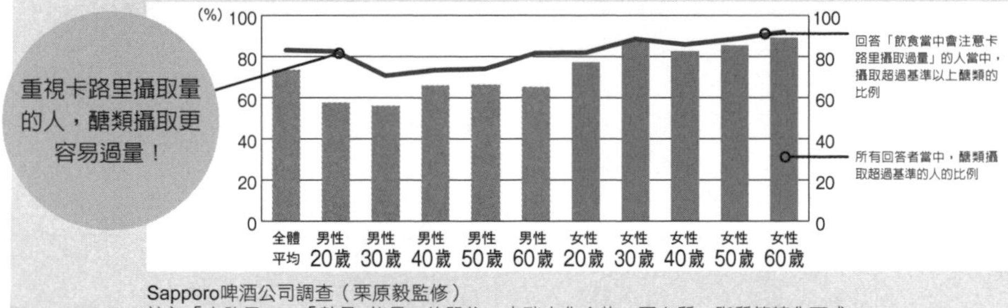

Sapporo啤酒公司調查（栗原毅監修）
註）「卡路里」：「熱量=能量」的單位。由碳水化合物、蛋白質、脂質等轉化而成。
「醣類」：去除纖維質的碳水化合物。
出處：根據Sapporo啤酒公司「1000名20～60歲男女飲食習慣與醣的關聯實況調查」製成

與所有回答者相比，回答「飲食中會注意卡路里攝取過量」的人，更有醣類攝取過量的傾向。可見了解醣類與卡路里的不同相當重要。

內臟脂肪的累積過程

依照皮下→內臟→異位性的順序累積

吃東西後，就會產生作為能量來源的中性脂肪，運送到各個器官。不過，當醣類、脂質等攝取過多，或因為運動量不足，導致中性脂肪無法作為能量消耗，就會變成脂肪，囤積在身體裡。

脂肪可分為內臟脂肪、皮下脂肪及異位性脂肪3種。**最初囤積的就是皮膚下方的皮下脂肪**。

皮下脂肪分布於全身，其特徵為女性的下半身（下腹部、大腿、臀部等）尤其容易囤積。

作為皮下脂肪囤積後仍有多餘的中性脂肪，就會囤積在內臟周圍，形成內臟脂肪。其特徵就是肚子凸出，而且無法用手指捏起；皮下脂肪可以用手指捏起來。

而囤積為內臟脂肪後如果還有多餘的中性脂肪，就會變成異位性脂肪。異位性脂肪是累積在原本脂肪不應該存在的地方，例如肝臟、胰臟、肌肉等，又稱為第3脂肪。特徵為很多外表看起來瘦瘦的人，也會累積。特別是在沒有自覺症狀的情況下，器官及肌肉因異位性脂肪囤積而導致功能下降。這將會提高第2型糖尿病等疾病惡化的風險，因此必須留意。

為什麼不是累積醣，而是累積脂肪？

體內儲存的能量之所以會特別由醣轉變為脂肪，是因為在等量的情況下，脂肪可以容納2倍的能量。此外，要儲存醣，所需水分為脂肪的3倍，比起儲存脂肪，重量將會更重。

要儲存需要約脂肪的3倍水量！

葡萄糖 1g ＜ 脂肪 1g

4kcal ▼ 9kcal ▼

儲存為脂肪更有效率！

脂肪儲存於體內的順序

醣類攝取過多，無法作為能量消耗掉的部分，就會在體內轉變為中性脂肪。中性脂肪首先以皮下脂肪的形式累積，多餘的脂肪再轉變為內臟脂肪，如果還有剩，就會累積在肌肉或器官內，形成異位性脂肪。

皮下脂肪 ➡ 內臟脂肪 ➡ 異位性脂肪

剩餘的部分會囤積在內臟周圍

還有多的就累積於肌肉或器官內

肥胖是因為蛋白質不足？

白蛋白值決定健康狀態

肌肉是會消耗大量能量的器官。呼吸或心臟跳動等維持生命所需的能量（基礎代謝量）當中，肌肉消耗約占3～4成。由於肌肉也有將脂肪轉變為能量消耗的功能，所以**增加肌肉量，就會形成易瘦不易胖的體質**。

為了增加肌肉量，加入肌力訓練，以及充分攝取肌肉形成來源的蛋白質便十分重要。**蛋白質是否充足，「白蛋白」的數值就是一項標準**。

血液中的白蛋白就是蛋白質的一種。它主要負責將人體內的胺基酸運送至身體組織，當白蛋白含量充分，就能夠維持肌肉量。白蛋白的理想值為5．0～5．3g／dl，而在4．4g／dl以上，肌肉量就會開始增加。此外，白蛋白值愈高就愈健康，也愈長壽。另一方面，當白蛋白值在3．6g／dl以下時，身體機能就會衰退。

觀察白蛋白值，就可以知道蛋白質攝取量是否足夠，也可以了解健康狀態。有內科或消化科、糖尿病內科等的醫療機構都能做與血液相關的健康檢查，在意的人建議可以去檢查看看。

白蛋白值與身體狀態

白蛋白值（g / dl）	身體狀態
～3.6	身體功能衰退
～4.1	新型營養不良
～4.4	肌肉開始增加
～4.6	肌膚變得有光澤
～4.7	頭髮健康
～4.8	指甲健康
～5.0	表情生動
5.0～5.3	理想狀態

攝取蛋白質可以打造白蛋白增加、中性脂肪減少的身體！

白蛋白值與壽命的關係

白蛋白值高則肌肉容易增加，身體也會變得容易燃燒脂肪。
此外，白蛋白值高的人也比較長壽。

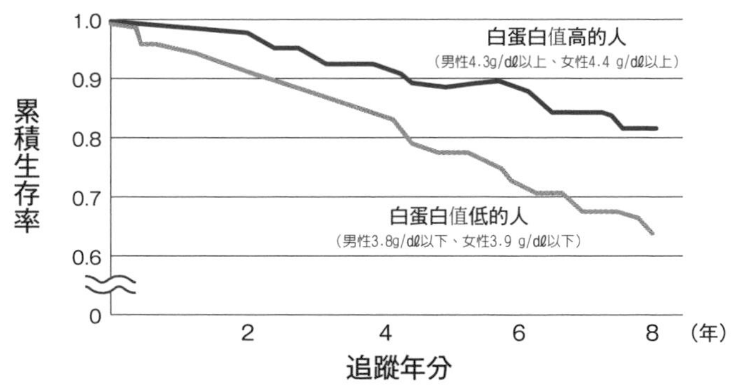

※累計生存率：在觀察期間乘上期別生存率後求出的對象生存率。
出處：根據Age and Aging, 1991；20；417-420, H, Shibata et al._ongitudinal Changes of Serum Albumin in Elderly People Living in the Community製作

Column

哪種食物較容易發胖？

1

炸物給人易胖的印象，但它的主要成分為蛋白質。反而是醣類含量多的飯糰更容易變胖。

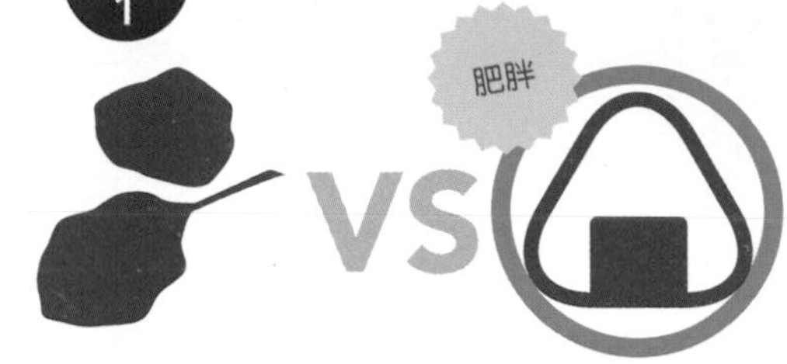

炸雞　　飯糰

2

使用番茄讓人覺得對身體有益，但由於含糖而需要特別留意。反而是油脂更具燃脂效果。

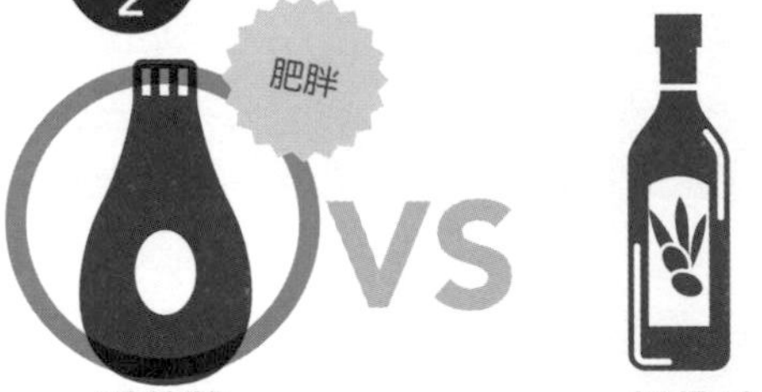

番茄醬　　橄欖油

3

兩者都給人健康的印象，但是蕎麥麵含醣量高。比較起來，生魚片的含醣量較低。

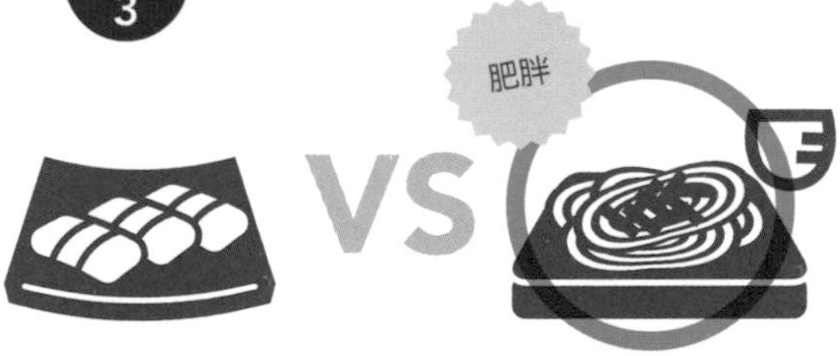

生魚片　　蕎麥麵

4

酒類當中，如果是像威士忌這類蒸餾酒，含醣量為零；相反地，蔬果汁內有含醣量高的胡蘿蔔及果糖。

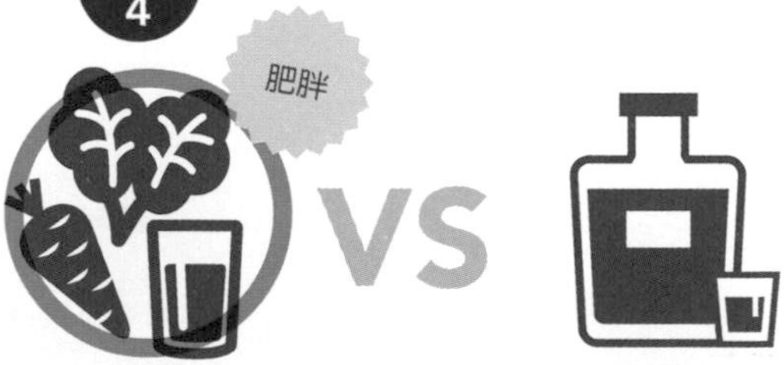

蔬果汁　　威士忌

第 2 章

愈不在乎愈可怕，
内臟脂肪的威脅

不治療脂肪肝就瘦不下來!?

當心肝臟囤積脂肪造成「脂肪肝」

醣類攝取過量或持續運動量不足的生活，就會導致內臟及肌肉囤積脂肪，形成「異位性脂肪」。尤其是**當脂肪過量囤積於肝臟時，就會造成「脂肪肝」，這正是導致糖尿病、心肌梗塞、腦血管疾病等慢性病的開端**。

肝臟擁有許多功能，與脂肪肝有密切關聯的，是將攝取進身體的營養成分轉變為對身體有用的形式（代謝）。醣類攝取入身體後會被分解為葡萄糖，變成身體能量的來源。肝臟會將葡萄糖合成肝糖儲存，當血液中的葡萄糖不足時，就會再度將肝糖轉化為葡萄糖釋放至血液，負責穩定血糖。

不過，可儲存的肝糖量是有限的，當儲存量超過，肝臟就會將葡萄糖轉為中性脂肪，等血糖值下降時再度轉為葡萄糖，釋放到血液裡。

而**中性脂肪的儲存量也是有限的，到達一定的量之後，血液中的中性脂肪就會溢出，導致血糖值及中性脂肪值快速上升而引發慢性疾病**。

此外，如果有脂肪肝，肝臟的代謝功能就會下降，導致醣類代謝及穩定血糖值的功能變差，最後脂肪將變得容易囤積。所以為了有效瘦身，治療脂肪肝相當重要。

棘手的是肝臟囤積脂肪變成「脂肪肝」

異位性脂肪當中，肝臟囤積脂肪時就叫做「脂肪肝」。
肝臟具有吸收血液中葡萄糖加以儲存的功能，
如果有脂肪肝，這項功能就會變差而造成不易瘦的體質。

脂肪肝是……

沒有自覺症狀 所以不易發現	身體會變成 難瘦體質	會引起慢性病

慢性病之樹

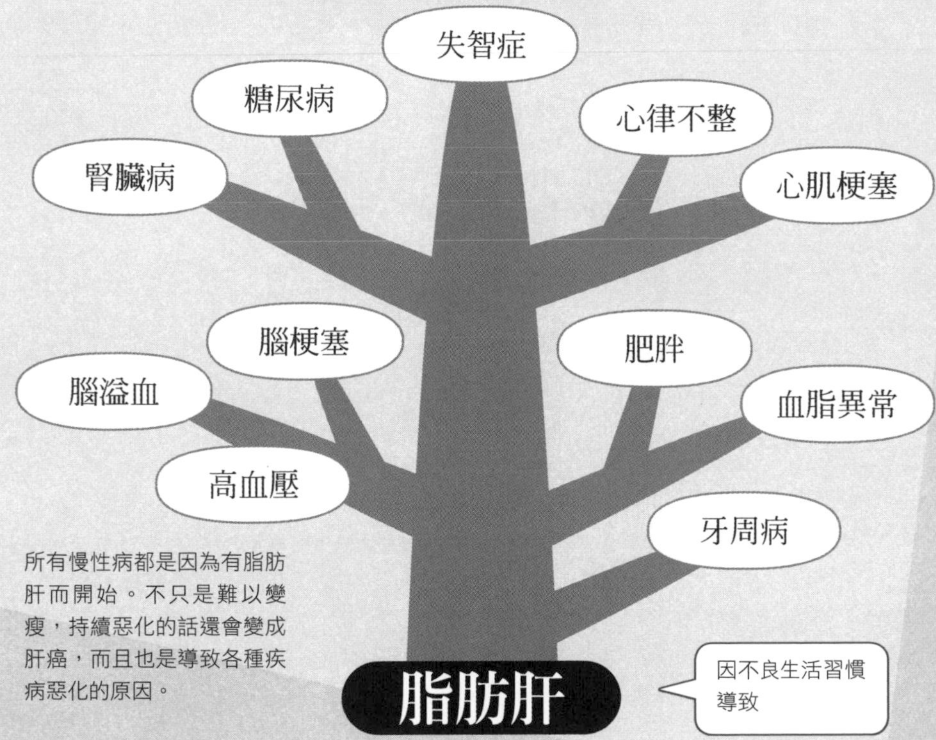
失智症
糖尿病
心律不整
腎臟病
心肌梗塞
腦梗塞
肥胖
腦溢血
血脂異常
高血壓
牙周病
脂肪肝
因不良生活習慣導致

所有慢性病都是因為有脂肪肝而開始。不只是難以變瘦，持續惡化的話還會變成肝癌，而且也是導致各種疾病惡化的原因。

無論是瘦的人還是不喝酒的人，都會有脂肪肝

異位性脂肪及醣類攝取過量

提到「脂肪肝」，很多人會覺得這是「胖的人」「喝酒的人」才會有的疾病。不過實際上，瘦的人也會有脂肪肝，也有人每天喝酒卻沒有脂肪肝。相反地，如果適當飲酒，每天喝一點反而更健康（詳見本書88頁）。

肥胖確實是導致脂肪肝的高風險因素，但更要注意的是看起來很瘦的人也會囤積脂肪。這是因為**中性脂肪中的異位性脂肪囤積在肝臟及肌肉，就算平常有運動且體態勻稱的人，也可能會發生**。

此外，脂肪肝可大致分為「酒精性脂肪肝」及「非酒精性脂肪肝」。

酒精性脂肪肝指的是因飲酒過量而造成的脂肪肝。這是因為每日大量飲酒，導致負責分解酒精的肝臟過於勞累。

而**非酒精性脂肪肝則是因為醣類攝取過多，中性脂肪囤積於肝臟所致，就算不喝酒的人也可能會有**。特別是吃太多水果、砂糖、米飯、麵包等醣類含量高的女性為多。這有可能引發肝硬化或肝癌，所以必須留意。

脂肪肝的成因並非只有酒精！

造成肝臟生病的最常見原因，就是飲酒過量。
當肝臟解毒的功能追不上攝取的酒精量，
肝臟的負擔就會過大。然而，不喝酒的人
也可能有脂肪肝的問題。

酒精性脂肪肝

‖

飲酒過量

飲酒過量就跟醣類攝取過量一樣，在肝臟合成中性脂肪的功能就會提高。

非酒精性脂肪肝

‖

醣類攝取過量

過量攝取的醣類會在肝臟內儲存為中性脂肪。就算不喝酒，只要攝取過多的醣類，一樣會形成脂肪肝。

瘦的人也可能有脂肪肝？

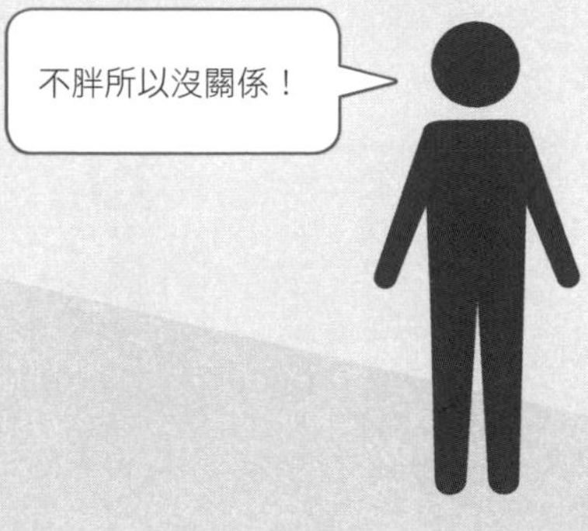

就算不胖，也有可能有脂肪肝。由於沒有自覺症狀，無論是本人或周圍親友都沒發現，導致狀況愈來愈糟。日本國內有脂肪肝的人推測為3000萬人，也就是說，日本有1／4的人患有脂肪肝。

看健檢報告中的ALT（GPT）和AST（GOT）即可得知有沒有脂肪肝

外表看不出來，也沒有自覺症狀

異位性脂肪最可怕的地方就是它不像內臟脂肪或皮下脂肪，從外表就看得出來。此外，如果肝臟囤積30％的中性脂肪，就會被診斷為脂肪肝，但就算這樣，也沒什麼明顯的症狀。

要知道是否有脂肪肝，首先可以確認健檢報告中的**「ALT（GPT）」及「AST（GOT）」值**。ALT是大部分存於肝臟內的酵素，當醣類攝取過多而導致肝臟細胞異常時，這個數值會先上升。AST則不只存於肝臟，也存在骨骼肌及心肌，當肝細胞受損時，這個數值就會上升。栗原診所建議的理想值是5～16U／L，無論哪一個數值只要超過16，就有可能進一步引發脂肪肝。如果兩者數值都達到16以上，那麼應該就是有脂肪肝了。

此外，**請留意**在肝臟形成的膽汁所排出的酵素**「γ-GTP」值**。當酒精性肝病變或醣類攝取過多，進而使得肝臟的負擔超載，原本在肝細胞內的物質就會跑到血液當中導致數值上升。

理想值比一般的標準值（控制在這個範圍內就沒問題的數值）設定得還要嚴格。想要預防脂肪肝，建議把數值控制在理想值內，當超過的時候就靠日常飲食及生活習慣來修正。

只要看這個數值就知道是否有脂肪肝！

健檢報告的數值中，要注意的項目是「肝功能檢查」。
基本肝功能檢查項目包含「ALT（GPT）」「AST（GOT）」和「γ-GTP」。
透過確認這3項數值，就能掌握肝臟狀態。

ALT（GPT）

理想值 5～16U/L
（一般標準值：10～30U/L）

這是合成胺基酸所需酵素，多含於肝臟。當肝細胞被破壞，ALT就會釋放於血液中，所以當這個數值上升，就可以得知肝細胞正在受損。

AST（GOT）

理想值 5～16U/L
（一般標準值：10～30U/L）

合成胺基酸所需酵素，多含於肝臟及肌肉。不只是肝臟，當肌肉受損時，這個數值也會上升，所以可以與ALT（GPT）的數值互相比較來推測肝功能狀態。

γ-GTP

理想值及標準值 10～50U/L（男性）
10～30U/L（女性）

存於肝臟的酵素，用來進行蛋白質分解。容易受到酒精影響，這項數值與ALT（GPT）及AST（GOT）的平衡，可作為診斷酒精性肝病變的標準。

需要注意的健檢數值／病名及診斷標準

前階段的中性脂肪會以內臟脂肪的型態儲存，可以從健康檢查的血液檢查項目中得知該含量。此外，中性脂肪與同樣為造成血脂異常的膽固醇值，以及與慢性病相關的血壓、血糖值等都需要一起留意。

須留意的數值

檢查項目		標準值
血壓	收縮壓（最高）	～129㎜Hg
	舒張壓（最低）	～84㎜Hg
脂肪代謝檢查	LDL膽固醇（LDL-C）	70～139㎎/dl
	HDL膽固醇（HDL-C）	男性：40～80㎎/dl 女性：40～90㎎/dl
	中性脂肪（TG／三酸甘油酯）	50～149㎎/dl
血糖相關檢查	血糖值（FPG）	（空腹時）70～109㎎/dl
	HbA1c（NGSP）糖化血色素	5.9%以下

與脂肪肝相關的數值

檢查項目		標準值
肝臟功能相關檢查	ALT（GPT）	10～30U/L
	AST（GOT）	10～30U/L
	γ-GTP	男性：79U/L以下 女性：48U/L以下
	白蛋白	3.7～5.5g/dl

病名及診斷標準

透過確認健檢即可了解的數值，就夠及早發現是否可能罹患慢性病及脂肪肝。除了留意中性脂肪及血糖值，一起改變生活習慣並以改善所有數值為目標吧！

常見慢性病的診斷標準

病名		診斷標準
高血壓		收縮壓140mmHg以上 或舒張壓90mmHg以上
血脂異常	高LDL膽固醇血症	LDL膽固醇（低密度膽固醇） 140mg／dl以上
	低HDL膽固醇血症	HDL膽固醇（高密度膽固醇） 未達40mg／dl
	高三酸甘油酯血症	中性脂肪（三酸甘油酯） 150mg／dl以上
糖尿病		空腹血糖值126mg/dl以上， HbA1c 6.5%以上

只要符合一項，就屬於血脂異常。

預防脂肪肝的理想值

理想值
ALT（GPT） 5～16U/L
AST（GOT） 5～16U/L
γ-GTP 男性：10～50U/L、女性：10～30U/L
白蛋白 5.0～5.3g/dl

先用1週來治療脂肪肝

約減少15%醣類就能改善

提到要治療脂肪肝，有些人可能會先做「也許要往返醫院治療」「好像很糟糕」等心理準備。不過，**如果是輕微的脂肪肝，只要用1週限制飲食就能夠大幅改善**。而且飲食限制也只是稍微控制醣量，相當輕鬆。

醣類含量高的代表性食物，就是米飯、麵包、烏龍麵、義大利麵等主食。1碗米飯的醣量約55公克、1片吐司約27公克、1碗烏龍湯麵約59公克。順帶一提，1個海綿蛋糕的含醣量約51公克。而蔬菜當中，馬鈴薯及地瓜等薯類以及南瓜等醣類含量都較高，需要多加留意。

1日醣類攝取量的標準，男性為250公克以內，女性為200公克以內，只要吃4碗飯，醣類就達到220公克，超過女性的攝取標準值。另一方面，肉類、魚類、雞蛋等幾乎不含醣類，所以治療脂肪肝期間，就控制主食量，用配菜取而代之吧。

具體而言，**要做到主食減少約15%，多吃肉、魚、蔬菜等**。而如果平常有喝果汁、吃點心零食習慣的人，少吃這些也是可以的。如果有減少主食以外的醣類攝取量，那麼主食就減少10%即可。

一點都不痛苦！治療脂肪肝的3個重點

1日醣類攝取量的標準，男性為250公克，女性為200公克以內。
有輕微脂肪肝者，只要1週稍微控制醣類，
就能夠得到相當改善。

米飯

比平常減少15%就OK！

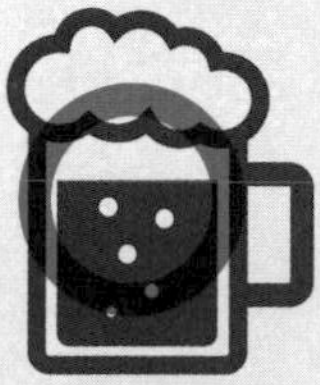

酒

喝完酒別再吃拉麵就OK！

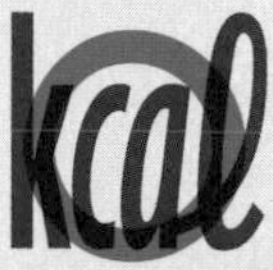

卡路里

低醣飲食就OK！

食物含醣量

含醣量高的食物

食物名稱	含醣量（公克）
米飯（1碗）	55.0
吐司（1片）	26.6
烏龍湯麵（1碗）	58.5
蕎麥湯麵（1碗）	47.3
肉醬義大利麵	77.7
和風醬（1大匙）	2.4

含醣量低的食物

食物名稱	含醣量（公克）
豬小里肌肉（100公克）	0.1
雞絞肉（100公克）	0
天然起司（20公克）	0.2
水煮鯖魚罐頭	0.3
雞蛋（1個）	0.2
橄欖油（1大匙）	0

參考：「日本食品標準成分表2015年版（七訂）」、《食物類別含醣量手冊》（洋泉社出版）等製成。

脂肪的囤積方式男女有別

內臟脂肪的風險雖高，但容易減掉

一般而言，**男性較容易囤積內臟脂肪，而女性較容易囤積皮下脂肪**。

內臟脂肪及皮下脂肪的性質及作用均不同，**比起皮下脂肪型肥胖，內臟脂肪型肥胖罹患高血壓或糖尿病等慢性病的風險更高**。相對於此，皮下脂肪誘發疾病的危險性較低。

至於為什麼男女之間脂肪的囤積模式會不同，這是因為女性荷爾蒙「雌激素」會促進分解內臟脂肪，並使其轉變為皮下脂肪。雌激素同時也有降血壓及預防動脈硬化的功能。

女性停經後因雌激素減少，內臟脂肪也會跟著增加，其中最容易囤積在子宮及卵巢周圍。不過相較於同年齡層男性，女性的內臟脂肪量還是比較少，所以有慢性病的人比例也較少。

只要吃太多或運動量不足，馬上就會囤積內臟脂肪。不過，容易囤積的另外一面，就是只要改變飲食及運動，就能夠快速減少。只要減少內臟脂肪，腹部周圍就會愈來愈輕盈，腹圍也會變小，這也更能激勵人控制飲食及運動。另一方面，皮下脂肪的特徵就是只要囤積，就減不太下來。

男性與女性脂肪的不同

一般而言，男性較容易產生內臟脂肪，而女性較容易產生皮下脂肪。
內臟脂肪與皮下脂肪的性質和功能均不同，
內臟脂肪是比較容易造成疾病的高危險脂肪。

男性脂肪的特徵	女性脂肪的特徵
容易產生內臟脂肪	容易產生皮下脂肪
發生在腹部周圍	容易發生在腰部及大腿
容易囤積	不容易囤積
容易燃燒	不容易燃燒
透過運動及改變飲食，效果顯著	透過運動及改變飲食，效果不明顯
是造成動脈硬化的原因	造成動脈硬化的風險性低
會提高血脂異常、心肌梗塞等風險	會提高罹患乳癌及睡眠呼吸中止症的風險
有時不容易從外表看出來	從外表就能看出來

內臟脂肪的危險性比皮下脂肪高！

內臟脂肪所導致的最壞結局

阻礙長壽荷爾蒙及飽腹荷爾蒙

內臟脂肪囤積過多，除了提高罹患慢性病的風險外，也可能威脅到我們的生命。

內臟脂肪之所以危險，其中一個原因是**它會阻礙脂聯素（Adiponectin）這個「長壽荷爾蒙」的作用**。脂聯素是一種由細胞分泌的生理活性物質，它能夠穩定身體代謝醣類，讓血糖值下降，也能使血管擴張而讓血壓下降，以及能修復細胞壁、抑制動脈硬化等，在維持健康方面，它擔任了重要角色。但是當內臟脂肪過度增加，脂聯素的分泌量就會減少，甚至會促進不良生理活性物質分泌，讓血管壁發炎而引發動脈硬化。

另外一個危險的因素，**內臟脂肪過度增加，將使得從脂肪細胞分泌的「瘦體素」荷爾蒙功能受阻**。瘦體素又稱為飽腹荷爾蒙，當吃飯獲得充足能量後，它就會負責對大腦傳遞「已經吃飽了」的訊息。不過，當內臟脂肪增加過多，大腦就無法正確接收到瘦體素傳達的訊息，使得人體不容易獲得飽足感。這樣一來，就會讓過量飲食的習慣持續，結果導致落入內臟脂肪繼續增加的惡性循環中。

內臟脂肪會引發各種疾病

脂肪是人類存活的必須能量來源，
但是如果增加過多，就會阻礙生命活動。
雖然它沒有自覺症狀，但如果置之不理，
就會導致慢性病等各種疾病，造成無法挽回的結果。

糖尿病	高血壓	癌症
動脈硬化	腦中風	心臟病
失智症	血脂異常	骨質疏鬆症

所有疾病的風險都會提高！

阻礙好的荷爾蒙作用

中性脂肪

阻礙

瘦體素
=
飽腹荷爾蒙

感知飽足的荷爾蒙。如果腦部無法正確接收瘦體素所發出的訊息，就不太能獲得飽足感，將陷入吃太多的惡性循環裡。

脂聯素
=
長壽荷爾蒙

能調整血糖值及血壓、血液內的脂肪量，且能修復細胞壁的生理活性物質。可以預防動脈硬化或糖尿病等慢性病，且有燃燒脂肪的作用。

真正危險的糖尿病及其併發症

無症狀下演變成失明或洗腎

糖尿病可分為第1型及第2型，而生活習慣及體質所導致的是「第2型糖尿病」。持續過著醣類攝取過量的生活，管理血液中糖量的胰島素荷爾蒙將處於不足狀態，如此一來，就會造成血液內含糖過多，形成高血糖而引發糖尿病。

糖尿病會在沒有自覺的情況下，因為血液中充滿糖分而造成混濁，使血管損傷導致動脈硬化。又因為如此，會導致微血管破裂或堵塞，而微血管所環繞的器官也會因此引起併發症。**其中3大併發症為「糖尿病視網膜病變」「糖尿病腎病變」及「糖尿病神經病變」**。

糖尿病視網膜病變是一種沒有自覺症狀就導致失明的可怕疾病。由於視網膜內的微血管反覆斷裂及再生，便在血管內形成瘤。當瘤破裂而引發大出血時，眼睛就會忽然失明。

當腎臟的腎小球（像毛球一樣聚集的微血管）無法運作，就會引發糖尿病腎臟病變。腎小球負責血液過濾的工作，當它無法發揮功能，就無法通過尿液將血液中的廢棄物排出，進而變成需要做人工透析。

糖尿病神經病變是一種末梢神經失去功能的疾病，這會引發皮膚潰瘍及感覺麻痺、壞疽等。

演變成糖尿病的過程

糖尿病的病名源自於尿液中有糖。
糖尿病是因為負責減少血液中
多餘糖量的胰島素無法正常分泌所致。

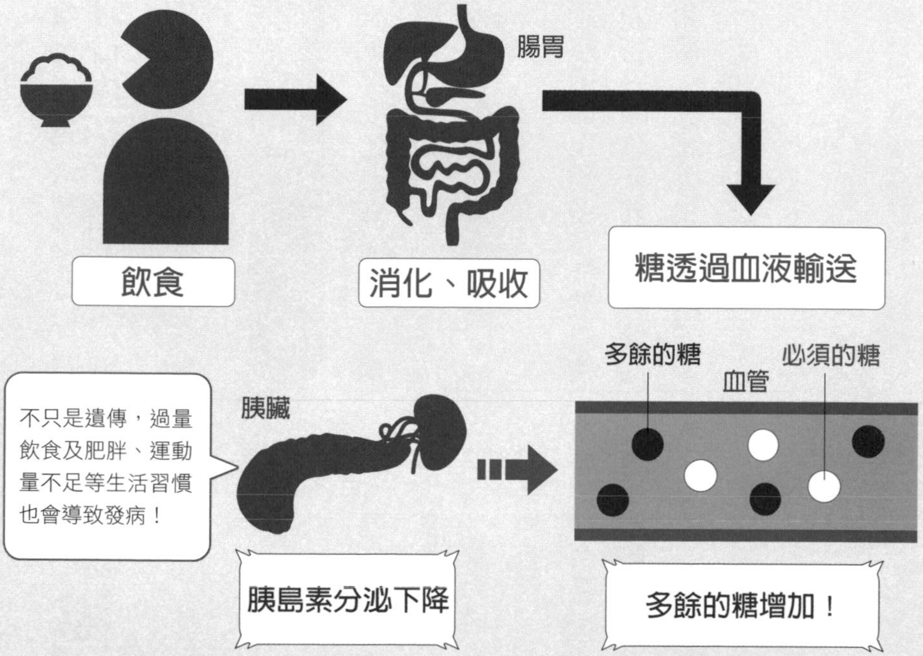

糖尿病的3大併發症

糖尿病視網膜病變

放任高血糖不管，會引發眼睛內視網膜損傷，糖尿病發病後5年約有10%、20年約有70%會罹病，發病機率逐年上升。因視網膜視力下降，每年約有3000人失明。

糖尿病腎病變

腎臟微血管聚集的腎小球損傷後的併發症。腎臟病持續下去而傷害到腎小球後，血液裡的廢棄物就無法被過濾，變成需要過著做人工透析的生活。

糖尿病神經病變

糖尿病發病後，5～10年間約有30%會引起這個併發症。症狀是手腳麻痺及痛覺神經障礙、感覺遲鈍及自律神經障礙等，也會引起異常出汗和排便異常。

中性脂肪囤積＝血液黏稠

增加過多會導致動脈硬化

中性脂肪是由醣類轉變的一種脂質，它是身體活動及維持體溫的能量來源。雖然它是人類生存不可或缺的物質，但增加過多就會引起各種問題。

血液裡的中性脂肪量如果變多，血液就會變得濃稠而無法在血管內順暢流動。它會讓血管慢慢受損，逐漸引發「動脈硬化」這種嚴重的疾病。動脈硬化就是血管受損或壞膽固醇入侵而形成塊斑的狀態。塊斑就是壞膽固醇囤積而成，因為有塊斑，血管內壁就變得又窄又硬，血液無法順利通過而造成高血壓。症狀持續下去，當塊斑破裂，血管內為了修復就會形成血栓（血液凝固）。最壞情況就是因血栓導致血管阻塞或血管破裂。

動脈硬化最可怕的發病處就是「腦部」。無論是腦內血管因血栓而引起「腦中風」，或腦內血管因破裂而引發「腦出血」，每一種都是攸關生死的重大疾病。此外，**動脈硬化也會對心臟帶來相當大的負擔**，例如引發心臟功能下降的「心臟衰竭」，或心臟內血流一時無法供應的「心絞痛」，以及心臟血管因血栓而造成的「心肌梗塞」等。

放任動脈硬化不管後會引發的疾病

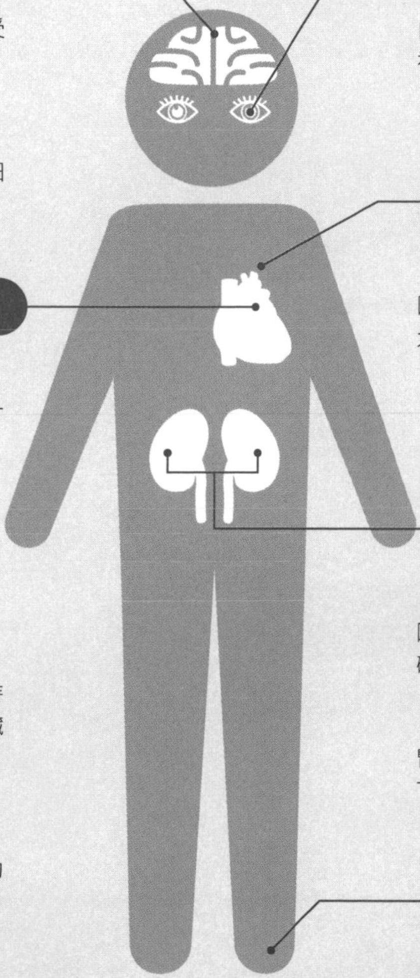

腦部

【腦中風】

腦內血管堵塞，腦細胞受損。

【腦出血】

腦內血管破裂出血，腦細胞受損。

心臟

【心絞痛】

冠狀動脈※變窄，血液一時無法供應。

【心肌梗塞】

冠狀動脈※因血栓阻塞，血液無法流通。

【心臟肥大】

因高血壓而需要以強壓持續將血液送出，導致心臟肥大。

【心臟衰竭】

持續性心臟肥大，心臟的功能就會衰退。

眼睛

【眼底出血】

由於視網膜動脈出血，引發視力障礙。

大動脈

【大動脈瘤】

因動脈硬化導致血管衰退，大動脈內形成瘤。

腎臟

【腎硬化】

因動脈硬化而引發腎功能障礙。

【腎衰竭】

腎硬化持續下去後，腎功能下降。

動脈（末梢）

【閉塞性動脈硬化】

末梢動脈硬化持續後，血流狀況惡化。

※冠狀動脈：負責將血液送往心肌的血管。

Column

斷醣也能預防失智症！

一般認為失智症是因為遺傳及年齡增長而發病，
但最大的原因還包含了生活習慣。
主要原因是「β 澱粉樣蛋白（Beta-amyloid）」累積於腦神經細胞中，
造成腦部萎縮。調整生活習慣如「控醣」及「運動」等就能夠預防失智症。

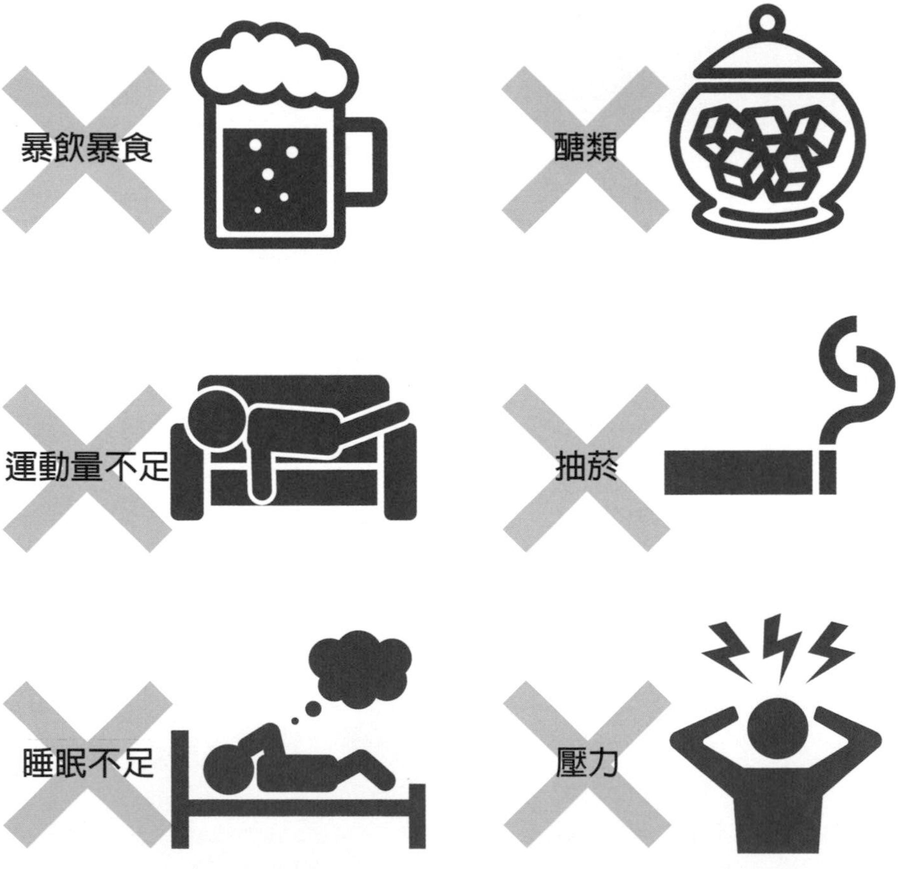

第 3 章

以驚人速度瘦小腹的超強飲食法

「飲食均衡指標」其實不均衡？

理想比例是5比3比2

本書一再強調，要有效率地消除內臟脂肪，最基本的就是控制醣類攝取。

人體必需的3大營養素為「碳水化合物」「蛋白質」及「脂質」。其中，碳水化合物由醣類與膳食纖維組成。

一般日本人所攝取的均衡營養成分比為「碳水化合物6比蛋白質2比脂質2」。攝取的養分中，約有6成為碳水化合物，如果要減掉內臟脂肪，就要從減掉碳水化合物開始。

理想的比例為「碳水化合物5比蛋白質3比脂質2」。碳水化合物控制在所有食物5成比例後，就能夠減掉過多的醣類，改善飲食習慣。

更具體來說，**就是將米飯、麵食等主食減少原本的15%，而減少的分量就以肉類、魚類等取代，多攝取15%的蛋白質**。如果平常有喝果汁或吃零食等醣類含量多的食品，那麼只要避免攝取，應該也會看到效果。

順帶一提，醣類也是相當重要的營養成分，所以不能減少到5成以下。1天的醣類攝取量標準，男性為250公克，女性為200公克，攝取的醣類在這個範圍內是沒有問題的。

碳水化合物在現行「均衡飲食」中占比過高？

2005年日本厚生勞動省與農林水產省按照日本人的平均飲食合力製作「飲食均衡指標」，但卻缺乏科學根據。人體能夠將囤積的脂肪轉為能量，所以就算控制醣類攝取也不會對健康造成問題。

「飲食均衡指標」中1日主食標準

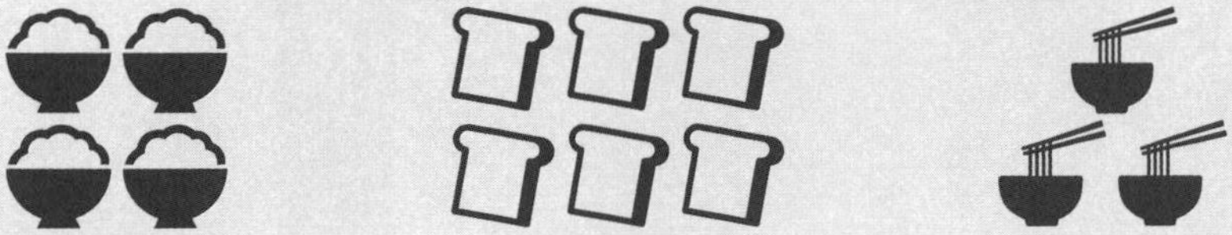

中碗飯	吐司	烏龍麵或蕎麥麵
4碗	6片	3碗

從醣類獲得1天總攝取卡路里的50～60%！

減少碳水化合物，增加蛋白質

日本人平均飲食平衡比例中，碳水化合物占全體6成。將碳水化合物減少1成（米飯1口分量＝約15%），以蛋白質替代這部分的營養。

碳水化合物		蛋白質		脂質
6	:	2	:	2
▼（約減15%）		▼（在這邊增加減少的碳水化合物量）		▼
5	:	3	:	2

減少15%的碳水化合物，就是變成脂肪的多餘醣類。

減醣變瘦的機制

胰島素將醣轉變為脂肪囤積

米飯、麵包及烏龍麵、蕎麥麵等主食，甘藷、馬鈴薯等薯類，以及使用砂糖的甜食、甜度高的水果等大多都含有醣類。

人類吃進這些食物並攝取醣類後，會在小腸內被分解為葡萄糖並吸收。如此一來，血液中的含糖量（血糖值）就會上升。要讓血糖下降，胰臟就會分泌「胰島素」。**胰島素具有將血液內的葡萄糖轉變為脂肪儲存的功能，這也是身體累積脂肪的成因**。

葡萄糖會被運輸到身體各個需要能量的器官並消耗，但如果過著完全不運動、不太需要消耗能量的生活，那麼血液中的葡萄糖就會剩下來。也就是說，醣類攝取過多，或運動量不足而導致血液中的葡萄糖過多，身體就會透過胰島素的作用，將這些葡萄糖轉變為脂肪儲存。反過來思考，不超量攝取醣類，脂肪就不會囤積。

雖說如此，但如果太極端地減醣也是不行的。**雖然減少醣類，脂肪也會減少，但如果太激烈進行，身體反而會感受到危機而導致儲存更多脂肪**。這樣也有可能導致血脂異常，所以建議1天的醣類攝取量先減少15％，就是所謂的「微減醣」。

比起卡路里，更應該擔心醣類

脂肪增加的原因是胰島素分泌過剩。而胰島素分泌的原因是血糖上升，不是因為卡路里造成，而是因為攝取醣類。也就是說，要消除內臟脂肪，比起在意吃進多少卡路里，控制醣類來得更有效。

吃進3個飯糰與瓶裝咖啡後的血糖變化

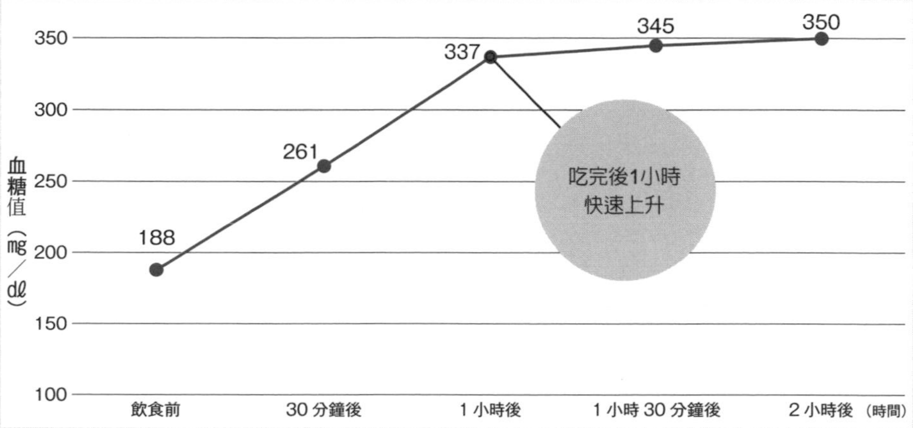

吃進沙朗牛排（160公克）後的血糖變化

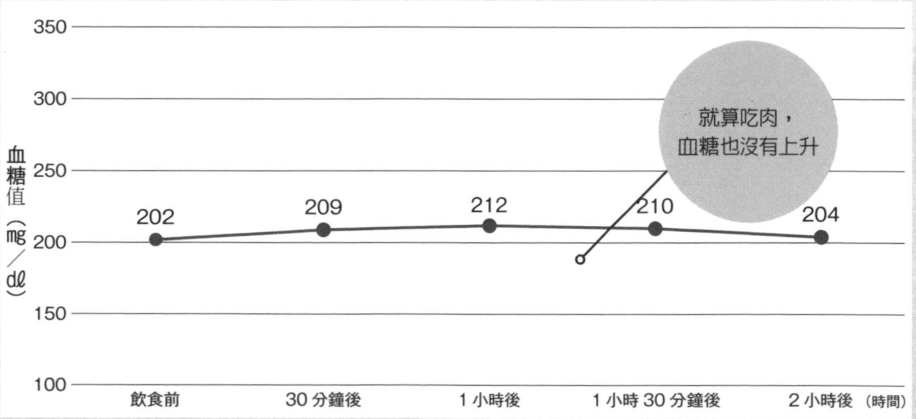

栗原診所東京・日本橋院區調查

一口氣減少內臟脂肪的微減醣

少吃一口飯就能減脂

想降低內臟脂肪的人，一定要執行「微減醣」。

因為是「微減」，所以並不是完全不吃米飯和麵包等的克制型斷醣。只要將**目前攝取的1日醣量減少15%就可以了**。這與控制卡路里減肥法也不一樣，**所以可以攝取高卡路里的肉類、雞蛋、奶油等乳製品**。1日攝取醣量的標準為男性250公克，女性200公克。

如果是白米飯，大約少吃一口就可以減少15%的醣量。在家吃飯時，只要用小一號的碗就能見效。用小碗好好盛上一碗飯，從視覺上來看也很滿足。如果吃外食，只要習慣點餐時說「飯少一點」就可以了。

此外，也要儘量選擇「深色食物」。比起白米，應該選擇糙米或雜糧米；比起白麵包，要改選擇黑麥麵包或全麥麵包。這些食物含豐富纖維，而且吃起來也有飽足感。

另外，還要多吃蛋白質及脂質含量豐富的肉類及魚類。有優質蛋白質及豐富脂質的雞蛋是首選。也要刻意攝取富含鈣質的乳製品、多維生素及礦物質的蔬菜及海藻。

微減醣的5個重點

1. 少吃一口飯
2. 選擇多蛋白質的飲食
3. 飲料選擇開水與茶
4. 少吃便利商店的飯糰、甜麵包、麵類
5. 避免晚上太晚用餐

選對食物不用忍耐

可以吃的食物

肉類
乳製品
魚類
蔬菜
雞蛋
海藻

要少吃的食物

薯類
米飯
甜點
麵包
瓶裝飲料
麵類

過度限制醣類導致「營養缺乏性脂肪肝」

身體感覺到危機，就會將脂肪儲存於肝臟

因為希望「儘快減掉內臟脂肪」「馬上變瘦」，有些人會極端地減少醣類攝取，但如果從身體的角度來思考，最好還是不要這樣做。**減少醣類看起來好像可以改善脂肪肝，但實際上卻有反而導致「營養缺乏性脂肪肝」的案例，營養缺乏性脂肪肝又稱「減肥脂肪肝」**。

醣類為3大營養素之一，對身體而言不可或缺。如果完全不吃醣類，肝臟儲存的中性脂肪就會極度不足。為了讓身體在不吃東西的時候也能活動，不會有能量不足的問題，中性脂肪的工作就是負責儲蓄能量。所以如果體內中性脂肪不足，身體會感受到危機，將身體裡的中性脂肪送到肝臟。結果反而導致中性脂肪集中在肝臟，形成脂肪肝。

極端限制醣類，雖然會讓體重快速下降，**但只有肚子瘦不下來的人，可能是因為肝臟累積了中性脂肪而形成減肥脂肪肝**。讓每日醣類攝取量維持在男性250公克、女性200公克吧！要減肥的話，健康的範圍是體重1個月減少500公克。

激烈減肥反而會囤積脂肪!?

想要減掉內臟脂肪而過度限醣，如果1個月減掉3公斤的體重，那麼儲存在肝臟裡的脂肪就會極度減少。這樣一來，身體就會從各部位強行將中性脂肪集中，送往肝臟。

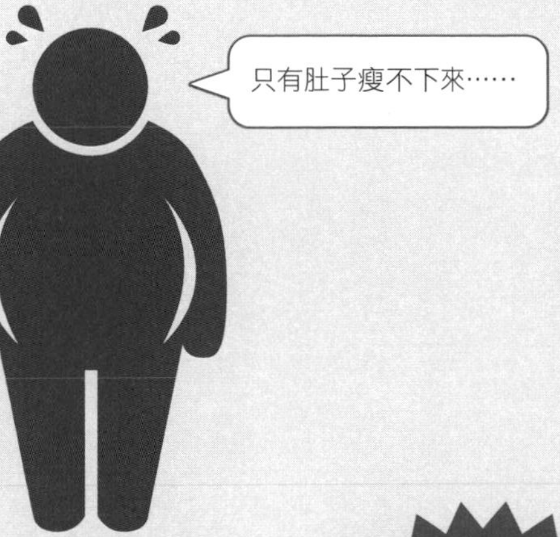

短期內激烈限醣 ▶ 身體誤以為處於飢餓狀態 ▶ 從身體各處將脂肪集中到肝臟！

為了不要造成營養缺乏性脂肪肝

- **減重量為1個月500公克。**
- **醣類每日攝取量為男性250公克、女性200公克。**

細嚼慢嚥有好處的最強理由

「吃太快」就是發胖的原因

除了控制醣類攝取量，慢慢咀嚼進食也是重要關鍵，主要能打造不囤積脂肪的體質。除了「要吃什麼」之外，請記得也要注意「怎麼吃」。

第一個原因是，**細嚼慢嚥能夠讓醣類吸收減緩**。如果不慢慢咀嚼，那麼吃東西的速度就會很快。這樣一來，吃進去的醣類會快速被小腸吸收，使得血糖上升。接著胰島素就會大量分泌，導致脂肪容易囤積。

另外一個原因，就是**比較容易得到飽足感**。人類大腦在進食後約20分鐘能夠得到飽足感。如果吃得太快，在得到飽足感前，就容易過量飲食。

根據這幾年的研究，如果細嚼慢嚥，吃飽後的能量消耗會提高，比較容易變瘦。而這樣也會分泌較多的唾液，讓腸胃消化吸收更順利，對身體的好處可謂眾多。

具體來說，**每一口要記得咀嚼30次**。另外，**養成習慣讓用餐時間充足也很重要**。標準是早餐20分鐘、午餐25分鐘、晚餐30分鐘。如果吃飯總是被時間追趕，那麼就算食量少也很容易變胖。

細嚼慢嚥的好處

3個小訣竅

- 每吃一口就放下筷子
- 比平常多咀嚼10次
- 不要在短時間內吃得太快

→

好處

- 讓醣類吸收減緩，預防血糖快速上升。
- 飯後消耗的能量增加，不容易變胖。
- 得到飽足感，預防吃得過多。
- 唾液大量分泌，減輕腸胃負擔。

人體需要一段時間才能感受到飽腹感，
吃太快會導致人體在短時間內吸收大量醣類！

慢慢地吃，消化酵素就能確實發揮作用

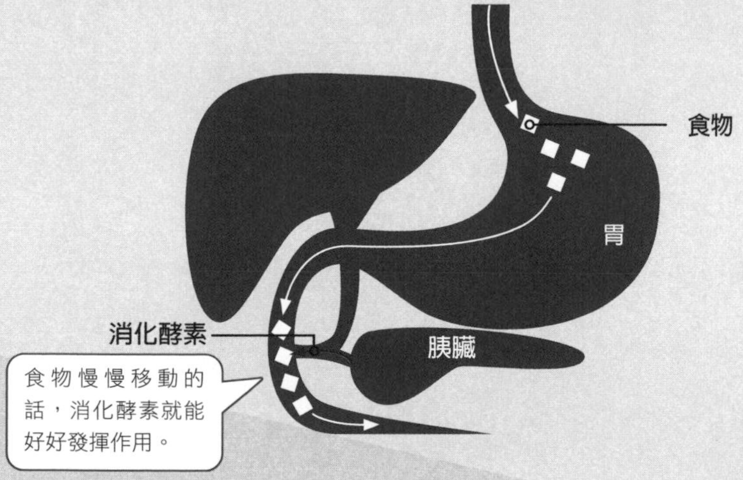

飲食順序是膳食纖維→蛋白質→水分→醣類

「米飯、麵包、麵食留到最後吃」是鐵則

為了要有效率地減掉脂肪，有意識地留意飲食順序相當重要。

第一個重點就是**把含醣量多的碳水化合物放在最後吃**。在空腹下吃進米飯、麵包或麵食類，醣類會被大量吸收，造成血糖急速升高。這樣一來，胰島素就會大量分泌，而多餘的醣就會被儲存為脂肪。**飲食順序建議為膳食纖維→蛋白質→水分→醣類**。

蔬菜及海藻、菇類等膳食纖維會減緩之後吃進腸道內的醣分吸收，血糖上升的速度就會較慢。

接下來要吃的是肉類、魚類、雞蛋、大豆製品等蛋白質。接著再喝味噌湯或其他湯類等水分，讓肚子有飽足感後再吃米飯或麵包等醣類。當肚子得到一定程度的飽足感後再吃醣類，也能夠預防飲食過量。

例如吃薑汁燒肉定食的時候，先吃沙拉或小盤配菜、海藻類等。接著吃肉、喝味噌湯後，最後再吃飯。

有飽足感後，不要勉強把飯吃完。可以的話，在吃之前就先調整預計的食用量。

用飲食順序減掉內臟脂肪

在飲食順序上下工夫也能減掉內臟脂肪。一開始先吃「膳食纖維」來調整腸胃狀態。消化準備完成後再吃「蛋白質」，就能有效吸收。接著喝湯加入水分，最後才吃進「醣類」，這樣能夠抑制血糖快速上升。

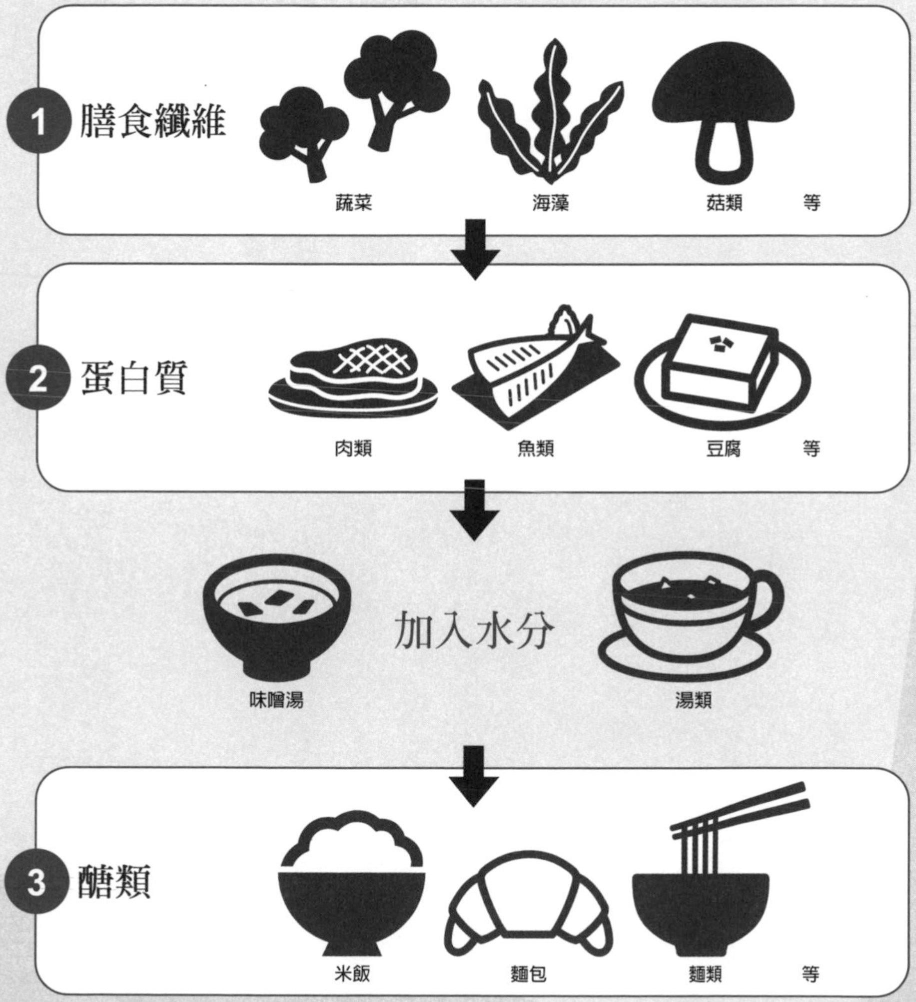
1 膳食纖維
蔬菜
海藻
菇類
等
2 蛋白質
肉類
魚類
豆腐
等
味噌湯
加入水分
湯類
3 醣類
米飯
麵包
麵類
等

理想用餐時間為上午10點～晚上7點

吃東西要在晚上10點前消化完

注意進食的時間點能減少內臟脂肪囤積。前提是飲食要照著早、午、晚三餐好好地吃。一餐不吃的話，餐與餐之間的間隔太長，身體會呈現飢餓狀態，很容易快速吸收攝取入身體的醣類，轉而儲存為脂肪。此外，血糖急速上升也會更容易增加脂肪。

用餐時間方面首先要注意，**晚餐不要太晚吃**。這是因為促進代謝並燃燒脂肪的「生長激素」在晚上10點至深夜2點之間分泌最為旺盛。如果胃部在這段時間要負責消化食物的話，生長激素的分泌量就會減少，導致脂肪不易燃燒。

此外，晚上10點至深夜2點之間，促進脂肪合成、產生脂肪細胞的「BMAL1」蛋白質（脂肪儲存蛋白質）增加量也是最多的。在BMAL1蛋白質含量最多的時間內吃太多，脂肪就會容易囤積。順帶一提，BMAL1分泌最少的時間是下午2點。以身體的工作模式去思考，**醣類含量多的理想飲食區間為上午10點至晚上7點**。

無論如何晚餐都必須在晚上7點後吃的話，為了要讓食物能在晚上10點前消化完畢，可以吃一些容易消化的輕食。

晚上10點～深夜2點最容易發胖！

「BMAL1」蛋白質是調控生理時鐘的遺傳基因之一。
BMAL1具有讓脂肪增加的作用，根據時間不同，其差距將近20倍。

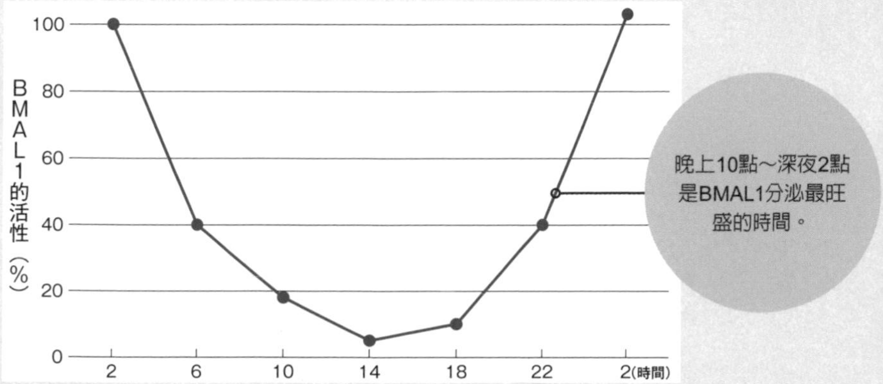

※出處：graph data／日本大學藥學部　榛葉繁紀準教授

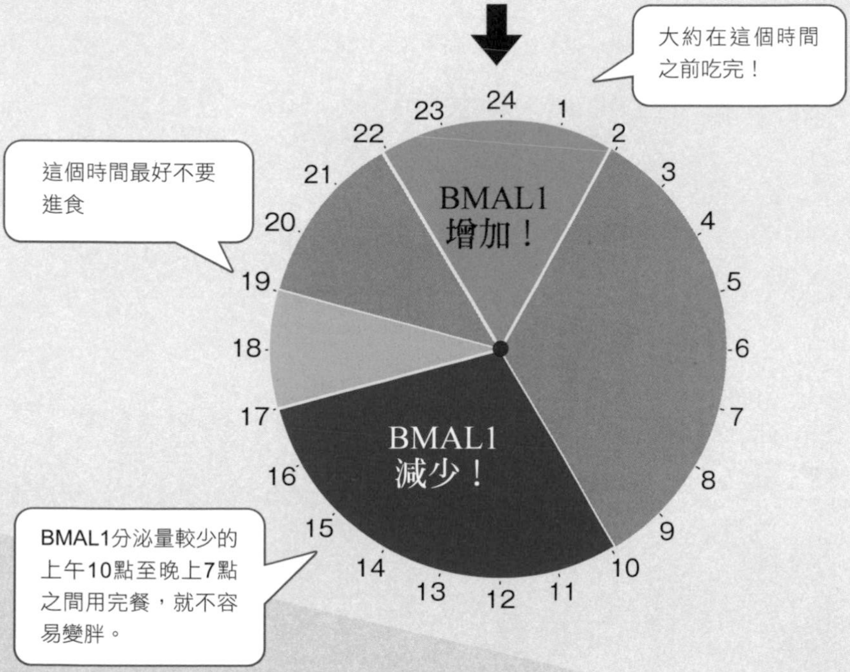

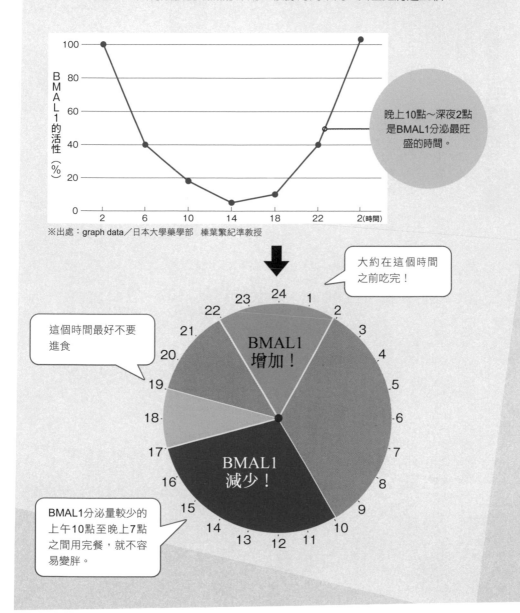

應該要積極攝取肉類和雞蛋

增加白蛋白量，養成易瘦體質

為了減少中性脂肪，除了控制醣類外，**也要積極攝取富含動物性蛋白質的肉類及雞蛋**。

雖然有些人會避免吃進肉類裡面的脂肪，不過那些正是作為身體能量來源及製造細胞膜的重要營養成分，因此正確作法是要以充分蛋白質來取代減少的醣類分量。

此外，雞蛋與肉類相同，都是良好的蛋白質來源。有些說法認為「雞蛋會使膽固醇上升」，不過，這個說法我們很久以前就知道是錯的了。

動物性蛋白質甚至更具有增加體內白蛋白含量的效果。在本書20頁也曾提及，白蛋白是血液內所含的蛋白質。它的功能是負責將構成肌肉及血管、毛髮、皮膚等組織的胺基酸運送至體內，如果白蛋白含量不足，胺基酸就無法順利被送往需要的組織裡。如此一來會造成燃燒脂肪的肌肉量減少，變得更難瘦下來，骨頭也會變脆，免疫力下降，引發各種健康問題。

蛋白質的1日攝取標準量，每1公斤體重約需要1公克。所以體重60公斤的人，攝取量以60公克為目標。100公克的肉類蛋白質含量約20公克，1個雞蛋的蛋白質約有10公克，可以試著變換食材組合，加入每日飲食菜單。

肉類和雞蛋吃很多也沒關係嗎？

脂肪的成因為醣類，吃太多肉類會變胖其實是一種誤解。
此外，雞蛋並非造成膽固醇上升的原因，所以不需要擔心。

吃肉……

不會變胖！

吃雞蛋……

不會讓膽固醇上升！

1天內吃多少肉類和雞蛋較好？

體重每1公斤需1公克蛋白質

॥

60公斤的人需要60公克

蛋白質含量的標準

- 肉類100公克＝約20公克
- 雞蛋1個＝約10公克

建議吃法

加上黃綠色蔬菜，讓蛋白質的代謝提升！

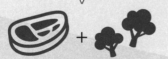

肉類＋花椰菜

如果是常備菜，可以直接吃，也可以配沙拉或關東煮。

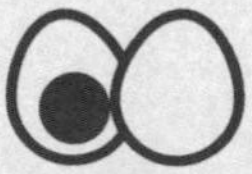

水煮蛋

一起吃的話能攝取很多蛋白質，是兩全其美的菜單！

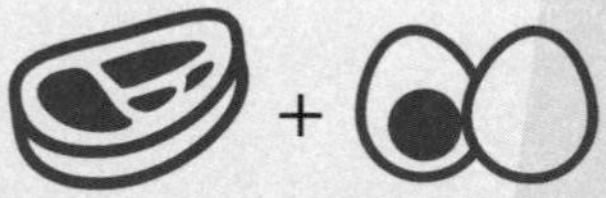

肉類＋雞蛋

消除內臟脂肪要吃「鯖魚罐頭和納豆」

我們還能靠多吃「鯖魚罐頭」和「納豆」達到降低內臟脂肪的目標。

一罐鯖魚罐頭搞定DHA與EPA

鯖魚罐頭富含DHA（二十二碳六烯酸，**Docosahexaenoic Acid**）及一種EPA**必需脂肪酸**（二十碳五烯酸，**Eicosapentaenoic Acid**），**連續攝取6週可減少內臟脂肪**。青背魚類同時含有這兩種物質，且這兩者均無法在體內合成，所以要靠食物攝取。

而推薦吃鯖魚罐頭的重點是，僅僅**1**罐就可提供約**1**天分的DHA及EPA攝取標準量（兩者相加約2000mg）。而且這種罐頭到處都能低價購得，又很方便食用，可獲得未氧化的DHA及EPA這點也很吸引人。

此外，納豆又被稱為對健康有益的寶藏，對在意內臟脂肪的人而言，它也富含所需營養。尤其是**納豆黏黏的成分「納豆激酶」能夠預防血液凝固，可以讓造成血管阻塞的血栓溶化**。血栓容易在深夜到早晨之間生成，如果晚上吃納豆，更能提高其效果。

納豆的原料是大豆，含豐富膳食纖維及植物性蛋白質，能夠減緩醣類分解及吸收，而且還含有能夠促進脂肪代謝的大豆皂苷。

鯖魚的優良脂質對內臟脂肪有奇效！

DHA

二十二碳六烯酸

與EPA同為體內無法合成的必需脂肪酸之一。它能夠促進腦神經的情報傳導，預期能夠為活化腦帶來效果。

EPA

二十碳五烯酸

體內無法合成的必需脂肪酸之一，富含於鯖魚等青背魚內。它能夠維持血管及血液健康，並具有減少中性脂肪的作用。

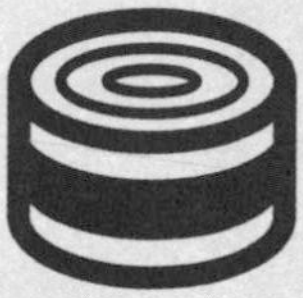

- 可同時攝取EPA及DHA的一天所需量約2000mg。
- 到處都很方便購買。
- 已調理的罐頭很方便食用。

納豆的驚人效果！

成分	作用、效果
植物性蛋白質	體內細胞的原物料
膳食纖維	減緩醣類分解及吸收
大豆皂苷	促進脂肪代謝
大豆低聚醣（寡糖）	整腸
大豆異黃酮	具高抗氧化作用

納豆的原料為大豆，富含植物性蛋白質。而大豆的成分能夠減緩醣類分解及吸收速度，且具有促進脂肪代謝的效果，可以預防肥胖。

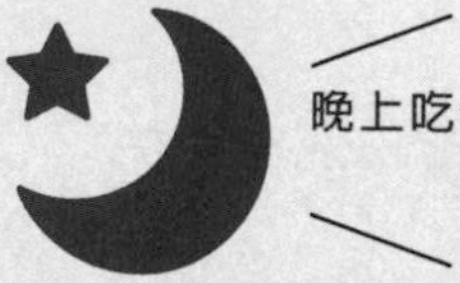

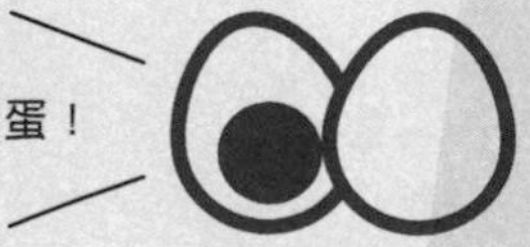

海藻和菇類是終極食材

膳食纖維能預防血糖急速上升

海藻富含易溶於水的水溶性膳食纖維。其中**「褐藻醣膠」能夠減緩醣類吸收，預防血糖急速上升，更有將腸道內多餘的膽固醇及有害物質清除排出的功效**。

此外，海藻黏黏的成分「海藻酸」也具有預防餐後血糖急速上升的作用。海藻同時富含鈣質、鋅、鎂等礦物質，能夠促進體內新陳代謝，調整血壓及血糖。

而比起一次吃很多海藻，從每次飲食中少量攝取更有效果。運用以水就能還原的簡便食材，例如海帶芽、昆布、羊栖菜、海髮菜、海苔、海蒿苣等，可以試著將這些食材加入菜單。

菇類同時含有水溶性膳食纖維及不溶於水的膳食纖維。和褐藻醣膠相同，**水溶性膳食纖維能夠預防血糖快速上升，而不溶於水的膳食纖維能夠調整腸道環境並促進排便**。此外，菇類也富含能夠促進醣類代謝的「菸鹼酸」等維生素B，以及使血糖下降並提高免疫力的膳食纖維「β-葡聚醣」。

吃的時候有一個小訣竅，由於膳食纖維能夠減緩醣類吸收，可以放在一餐的最前面或中間吃。

黏黏的來源「褐藻醣膠」對身體很好！

褐藻醣膠

一種水溶性膳食纖維，能延緩醣類吸收，而且具有排出多餘膽固醇的作用。同時也有抗氧化及提高免疫力的功效。

- 預防血糖上升
- 降低膽固醇
- 提高肝功能

＼ 抑制醣類吸收 ／

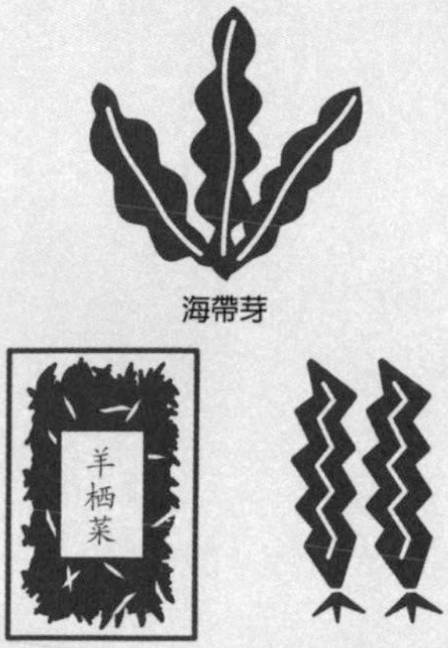

海帶芽　羊栖菜　昆布

菇類能提升醣類代謝！

菸鹼酸

為一種水溶性維生素B群。能提高醣類代謝率，並具有從蛋白質及脂質產生能量的功能。

β-葡聚醣

膳食纖維之一，能夠降低血糖。預期能夠提高免疫力，並預防癌症。

＼ 在一餐的最開始或餐中吃最有效！ ／

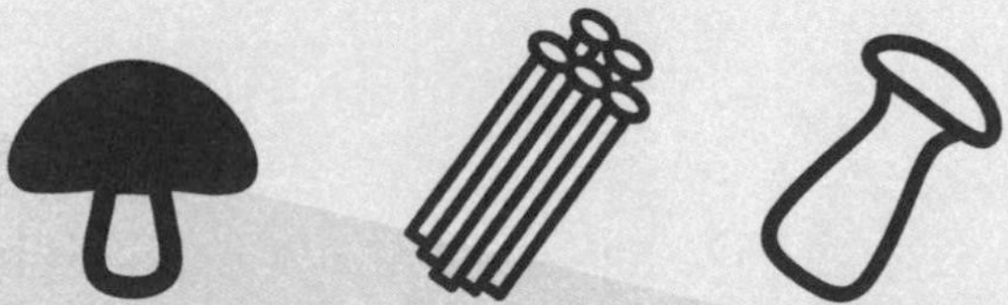

香菇　金針菇　杏鮑菇

吃了就不容易增加內臟脂肪！

好蔬菜與壞蔬菜

薯類及根菜類的醣含量高

很多人認為蔬菜很健康，是減脂的最佳食材。不過**就算是蔬菜，也分為可以儘量吃以及要注意的類別**。

例如馬鈴薯和甘藷、芋頭、山藥等**薯類的醣含量高，就需要多加留意**。雖然膳食纖維相當豐富，但1個馬鈴薯（150公克）的醣含量約22公克，1根甘藷（250公克）醣含量約65．7公克，算是相當高的。另外，像是冬粉及片栗粉（生馬鈴薯澱粉）的原料也是薯類，所以也要控制食用量。

此外，**根菜類的醣含量也是較高的**。南瓜50公克含約8．6公克醣，1小根胡蘿蔔（90公克）約含5．6公克醣，1小個蓮藕（120公克）含13公克醣。水果番茄的醣含量也很多，所以不要吃太多。

不過，薯類及根菜類所含的醣屬於多醣類，比其他醣類的消化、吸收時間還要長。而且它的膳食纖維豐富，吃了之後血糖不會快速上升，所以不需要過度減量。

另一方面，**葉菜類屬於醣含量低、又能補充維生素C的良好食材**。花椰菜、菠菜、蘆筍等均富含代謝蛋白質不可或缺的葉酸，跟肉類、魚類、雞蛋等一起吃最佳。

醣類含量多的蔬菜

蔬菜營養價值高，且富含維生素，是維持健康不可或缺的食材。
不過，薯類及根菜類的醣含量較高，要留意別吃過量。

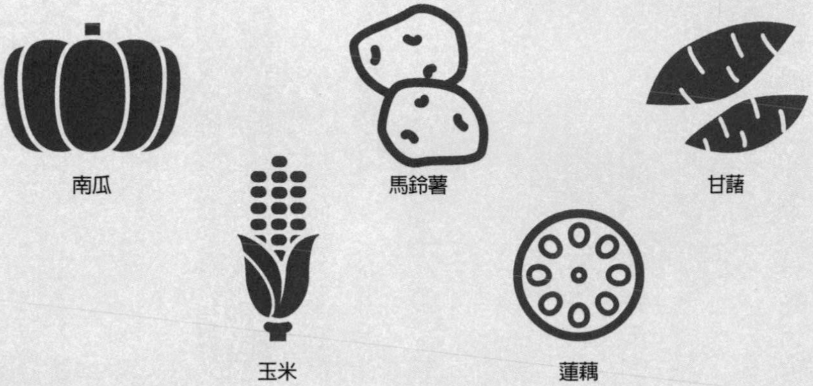
南瓜
馬鈴薯
甘藷
玉米
蓮藕

醣類含量少的蔬菜

選擇蔬菜要留意以醣類含量低的為主。
以蔬菜替代飲食中減少的醣類，使內臟脂肪降低，就是減脂飲食。
每餐都先吃蔬菜也是重點。

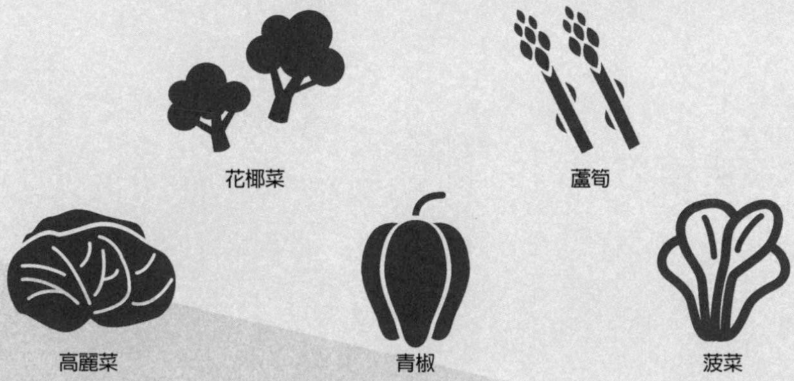
花椰菜
蘆筍
高麗菜
青椒
菠菜

一大匙醋能消除內臟脂肪與身體不適

品味不同醋類的變化並每天攝取

醋酸是醋的主要成分，它**可以抑制脂肪合成，還具有促進燃燒脂肪的作用**。此外，對於**抑制餐後血糖上升、預防高血壓及恢復疲勞**等，也有一定效果。

根據日本大釀造商味滋康公司的調查，偏胖的人每天分早晚2次，共攝取含1大匙（約15㎖）醋的飲料（500㎖），12週後內臟脂肪的數值平均減少約5％。同時，讓動脈硬化的中性脂肪平均也減少了18.2％。

要獲得醋帶來的健康功效，重點是每天持續攝取1大匙。但如果直接飲用，可能會傷及喉嚨與胃黏膜，所以要稀釋5～10倍再喝。也可以分成少量多次飲用。

醋的種類有米醋、蘋果醋、烏醋等各式各樣，可以選擇喜歡的攝取。如果和富含鈣質的牛乳、有抗氧化功能的番茄汁等混和飲用，等於享受一杯營養價值高的果汁。醋類1大匙，加入的飲料以120㎖為標準。也可以加入納豆等一般小菜，同樣有功效，而在蛤蜊或蜆類的味噌湯中加醋，可以讓鈣質等礦物質溶出，變得更好吸收。此外，高麗菜或洋蔥、番茄等蔬菜做成醋漬物，可以當常備菜，相當方便。

醋能夠預防脂肪形成

醋酸 × **檸檬酸** ＝ **抑制脂肪合成**

醋酸是醋的主要成分，它具有預防脂肪合成的效果，而且還有促進脂肪燃燒的功能。此外，同樣醋裡富含的檸檬酸則具有高抗氧化作用，能夠預防壞膽固醇產生。

每天持續攝取就會有效

每天1大匙醋，
持續12週後……

內臟脂肪	中性脂肪
平均減5%	平均減19%

偏肥胖的男女每天將混和1大匙（15ml）醋的飲料（500ml）分成早晚2次持續飲用，最後發現內臟脂肪和中性脂肪都減少了。

出處：取自Mizkan Holdings研究「Vinegar intake reduces body weight, body fat mass, and serum triglyceride levels in obese Japanese subjects.」（Bioscience, Biotechnology, and Biochemistry 73(8): 1837-1843 2009）

蘋果醋或烏醋等喜歡的醋都可以！建議可以加入飲料或與味噌湯混和，和蔬菜一起做成醋漬物等。飲用的時候一定要稀釋5～10倍，注意不要讓喉嚨及胃黏膜受傷。

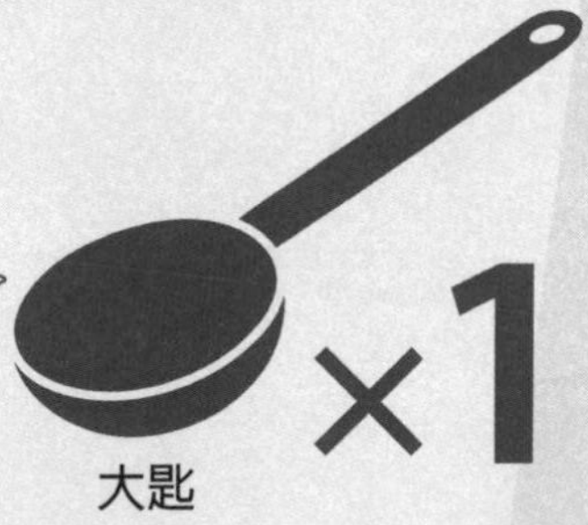

可可濃度高的巧克力能減少內臟脂肪

1天25公克分成5次食用

可可成分70％以上的巧克力（高可可巧克力）可以更容易燃燒內臟脂肪，因此建議可以運用這項食材。

高可可巧克力富含「可可蛋白質」，這是一種難以被消化吸收的植物性蛋白。此外，可可也富含膳食纖維，這兩種營養成分能夠讓小腸的醣類吸收速度減緩。**血糖的上升速度也會趨緩，因此更容易燃燒脂肪，較不容易形成內臟脂肪**。

此外，高可可巧克力裡特別豐富的抗氧化物「可可多酚」對身體也相當有益。**它具有改善肝臟功能的作用，1天多次少量攝取的話，也更容易燃燒脂肪**。

可可多酚無法儲存在體內，因此，最好的攝取方式是每次吃5公克（1小片），1天內分5次吃。藉由少量攝取，也能預防血糖波動。建議可以每天早、午、晚餐前，以及上午和下午時段當成小點心各吃1次，每天共吃25公克。

如果太刻意克制吃甜食，反而會因為壓力囤積而暴飲暴食，如此一來，脂肪不但更容易囤積，大吃大喝也會提高糖尿病風險。吃一點微甜的巧克力，也能緩解壓力。

可可多酚含量最頂級

可可成分70%以上的高可可巧克力富含「可可多酚」。
可可多酚有促進脂肪燃燒的效果，最適合當作減重期間的零食。
此外，它也具有改善胰島素作用的效果，能夠預防血糖波動。

食品當中每100公克的可可多酚含量

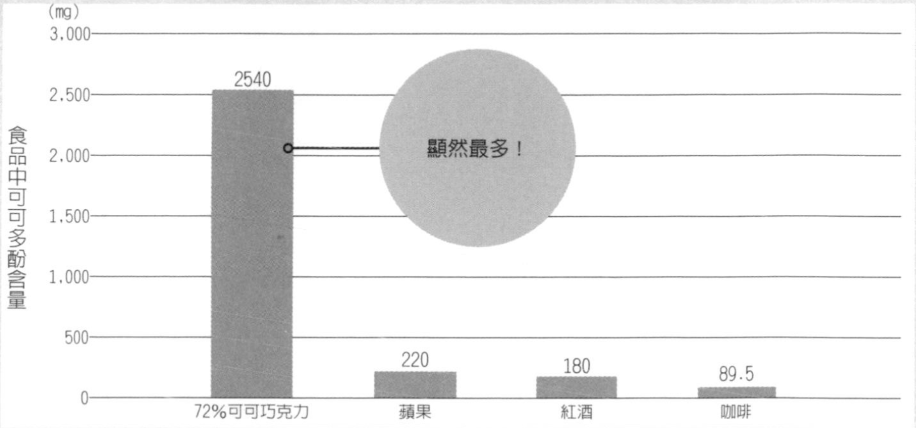

出處：參考Scalbert A and Williamson G. J Nutr 1 30:2073S-85S,2000. 等製作

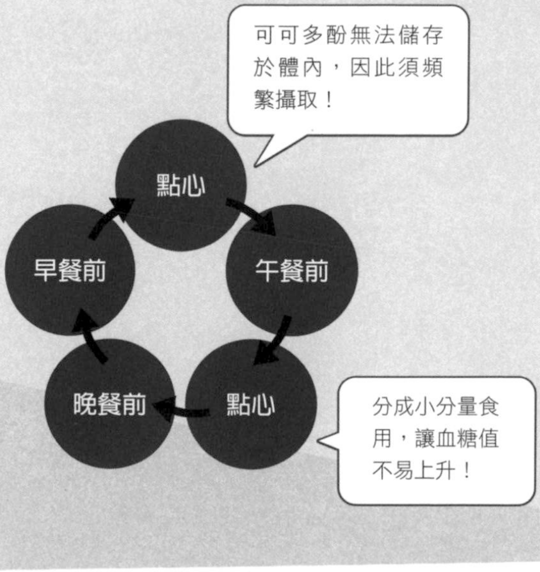

- 使脂肪燃燒
- 改善肝功能
- 讓血糖下降
- 改善膽固醇
- 活化腦部
- 預防焦慮

喝了就能變瘦!?綠茶最強論

餐前及餐後飲用，預防血糖上升

綠茶是想消除內臟脂肪的人的最佳朋友。吃飯時飲用就不用說了，喝酒時如果想要潤喉，喝綠茶也是很棒的選擇。綠茶的苦澀成分「兒茶素」就是一種多酚類。**它具有抑制餐後血糖上升的功能，也可以預防中性脂肪合成**。

此外，它還富含β胡蘿蔔素及維生素C等抗氧化維生素，以及能夠讓醣類代謝變好的維生素B群。從這點看來，它不但可以促進脂肪燃燒，也能改善膽固醇異常及高血壓，並預期具有能夠減少活性氧的效果。

飲用的訣竅在於**飯前喝可以有效預防血糖值上升**。接著在**飯後飲用1杯，它的苦澀味能給予飽足感，因此對預防吃太多也有幫助**。此外，也推薦將茶葉透過食品加工後製成的粉末用於菜餚內，例如混和在炸物的麵衣裡，或者加在拌飯的香鬆裡，這樣能夠完整攝取它的有效成分。也可以飲用寶特瓶裝的綠茶，但需要留意如果喝太多冰涼的飲料，會讓腸道的蠕動變慢。

除了綠茶外，番茶對於減少作為內臟脂肪來源的中性脂肪也相當有效。番茶中的「多醣」能夠有效地處理醣類並使之排出。不過，多醣類並不耐熱，最好喝冷的。

用綠茶減脂！

飯前飲用

綠茶裡所含的多酚類兒茶素能夠抑制餐後血糖上升，並減緩醣類吸收速度。

茶葉也可以一起

透過食品加工後製成的茶粉可以混和在料理當中，直接攝取茶葉的話，健康的功效更加提升。

綠茶的功效

- 抑制糖分吸收
- 燃燒脂肪
- 抑制血糖上升
- 維持膽固醇正常
- 預防中性脂肪合成

寶特瓶裝綠茶也OK！

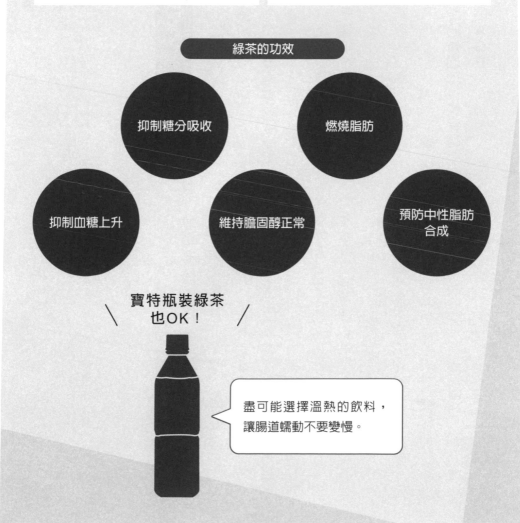

盡可能選擇溫熱的飲料，讓腸道蠕動不要變慢。

小心導致老化的AGE

醣類過多看起來容易顯老

皮膚構造中的「真皮」層能夠影響人類肌膚的年輕感。真皮主要由膠原蛋白纖維及彈力蛋白纖維構成，當血糖升高，糖分就會與膠原蛋白纖維互相聚合，這個現象就叫做「糖化」，「AGE」（糖化終產物）是蛋白質中混和糖的聚合物質。AGE增加的肌膚會失去水潤感，看起來就顯老。

糖化作用會在頭髮、眼球、心臟、血管等身體各處進行，身體就會老化。也就是說，**當醣類攝取過多，不只內臟脂肪會增加，還會帶來讓血糖升高、身體老化的AGE**。

此外，**AGE也可以直接從食品當中吸收，並儲存於體內**。高溫料理的蛋白質裡AGE較多，培根、北京鴨、炸薯條及煎烤薄餅（美式鬆餅）等都是高AGE食品的代表。相同的食材下，愈高溫烹調，產生的AGE就愈多，比起炒或炸，汆燙及蒸的調理方式食物AGE含量會比較少。

食品當中的AGE幾乎不會被身體吸收，會直接排出體外，但吃進體內的量約有0.6%會囤積在體內，變成導致老化的原因。儘量避免攝取AGE含量高的食品會比較好。

老化的原因是醣類！

體內蛋白質與醣類聚合後會引起老化現象。
諸如與皮膚內的蛋白質聚合會讓皮膚失去彈性，
與頭髮的蛋白質聚合後會讓頭髮乾枯等，使人體內部逐漸老化。

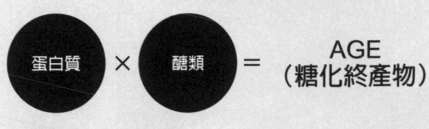

蛋白質 × 醣類 ＝ AGE（糖化終產物）

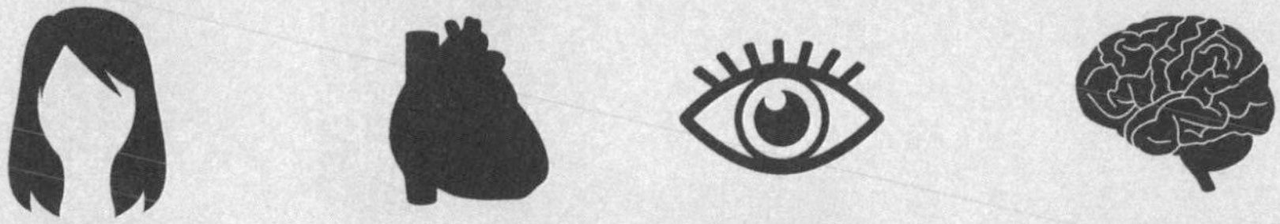

頭髮乾枯　心肌梗塞　白內障　阿茲海默症

食材相同，AGE的含量會隨著烹調方式而有所不同

我們知道人體能從食物當中直接攝取AGE。雖然食品裡所含的
AGE大部分都會直接被排出，但約有0.6%會殘留在體內。
此外，相同食材如果以高溫方式調理，AGE含量也會變多，因此需要留意。

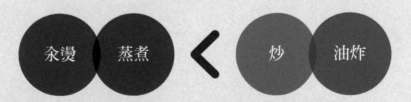

汆燙　蒸煮　＜　炒　油炸

AGE（少 → 多）

其實不健康！應該克制的食物

水果的果糖容易讓內臟脂肪囤積

水果可以攝取大量維生素及膳食纖維，很容易被認為是健康的食物，但如果要減少內臟脂肪，應避免經常食用或吃太多。

首先，醣類可以根據其分子大小分為3種。第一種是包含葡萄糖及果糖的「單醣類」，再來是蔗糖、乳糖、麥芽糖等「雙醣類」，最後則是穀類、薯類等澱粉裡含的「多醣類」。單醣類的吸收及分解速度最快，其次是雙醣，而最慢的是多醣類。

水果裡富含的醣屬於單醣類中的果糖。由**於它的消化及吸收速度很快，食用後會讓血糖快速上升，並增加中性脂肪**。將水果及蔬菜放入果汁機製成的蔬果汁或奶昔冰沙等，因為食物的膳食纖維已經被切斷，就會更容易消化。這些飲料可能會給人很健康的印象，但實際上很容易囤積脂肪。

不過，時令水果的維生素含量豐富，具有相當好的健康及美容效果。**最佳攝取時機就是和早餐一起吃；最好避開活動量降低、醣類不好消化的晚上食用**。

其次，當想要吃點「輕食」的時候，很多人會選擇方便食用的三明治或蕎麥麵。不過，這兩種食物的醣類含量都太多，不能算是健康食品。

吃「輕食」反而變胖的原因？

選擇想像中覺得健康的「輕食」，
但卻可能意外地變成醣類過量的一餐。
停止用既定印象選擇食物，用心採取控醣的飲食生活吧。

估計含醣量

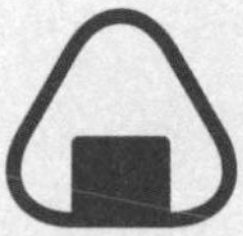

飯糰（1個）
30～50g左右

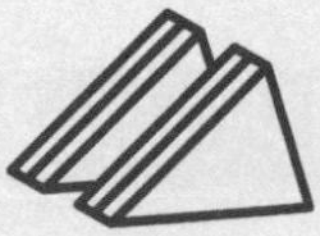

三明治（1份）
20～70g左右

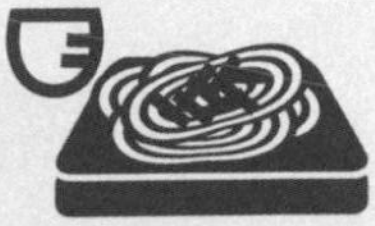

蕎麥麵（1人份）
45～60g左右

果菜汁（1杯）
20～30g左右

蜂蜜（1大匙）
15～20g左右

估計含醣量

水果給人的印象是對身體健康、吃了會變瘦，但是水果內含的「單醣類」醣分構造最單純，所以最容易被吸收而使得血糖上升。

水果名稱	基準量	醣類(g)
蘋果	250g（1個）	35.3
香蕉	100g（1根）	21.4
桃子	170g（1個）	15.1
葡萄	210g（1個）	18.9
柳橙	130g（1個）	14.0
奇異果	85g（1個）	9.4

Column

刷牙可以變瘦？

一部分的口中細菌會藉由唾液及食物進入腸道內，
這是造成體內廢物容易囤積及便祕的原因。如果這個狀態持續惡化，
腸道內廢棄物釋出的有害物質會擴散全身，
讓體內代謝下降，脂肪也變得不容易燃燒。

刷牙的3個重點

❶刷牙時間是早上起床及晚上就寢前

為了不要讓睡覺時所產生的細菌跟著食物吃下肚，早餐前以及晚上就寢前要刷牙，讓口腔保持乾淨。最好養成每2天1次、每餐餐後都刷牙的習慣。

❷換牙刷的時間為1個月1次

牙刷的刷毛如果散開，就需要更換。牙刷的壽命約為1個月，但如果在這之前刷毛就散開，那可能是刷牙的時候過度用力。

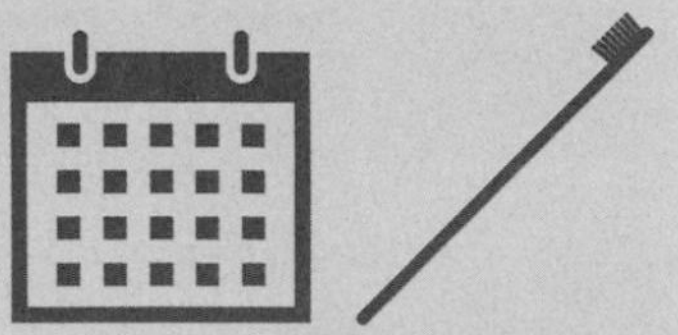

❸使用牙間刷或牙線

只用牙刷無法將牙間縫隙的汙垢刷掉。只用牙刷的話，牙斑（齒間牙垢）的去除率約為61%，同時使用牙間刷則可以提升至85%。

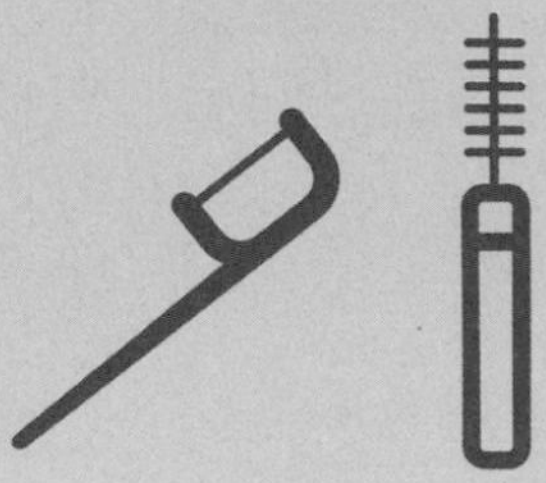

第 4 章

聰明選擇外食、聚餐

外食也可以選不會變胖的餐點

避免很容易吃得太快的麵類

吃外食的時候，最重要的是要盡可能選擇醣類含量少的菜單，而**最需要避免的菜單是麵類**。

蕎麥麵或烏龍麵、拉麵、義大利麵等，無論哪一種麵的醣量都很高。拉麵配炒飯、蕎麥麵配豆皮壽司等套餐組合，等於是醣類與醣類的雙乘，只要吃這一餐，就占了全日醣類標準量的大半。

此外，**麵類一般很容易吃得太快**。如同本書52頁所提到的，若不想累積內臟脂肪，每一口都要咀嚼30次，午餐的話最好花25分鐘左右吃完。不過，如果吃麵也花這麼多時間，那麼麵就會吸收湯汁而變得更大碗。

趕時間時選擇立食蕎麥麵雖然方便，卻不推薦各位站著吃飯。**飲食時間過短，會因為不容易得到飽足感而吃得太多，血糖也會一口氣上升而造成脂肪容易囤積**。

無論如何都想吃麵的話，就選擇天婦羅麵，先從含蛋白質的天婦羅開始吃，而醣類含量高的蕎麥麵放後面吃。麵量看起來有厚度、上面有其他配料的菜單（有配料的炒麵等），上面的配料會用太白粉勾芡，所以醣類含量更高。而餛飩麵的餛飩皮是麵粉做成，所以含醣量一樣高。

只要稍微留意就能夠控制醣量

常吃外食的人只要稍微留意，就能控制醣量。
外食族只要好好運用，就能享受美食又健康。

減少米飯

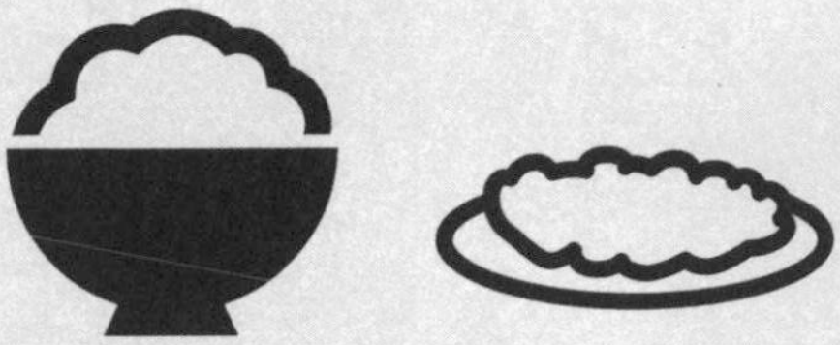

米飯只要比平常減少約一口的量即可。點餐的時候先說「飯量減少」，很多店家都能幫忙。米飯減少的分量就用其他菜餚取代。

麵類每週1次

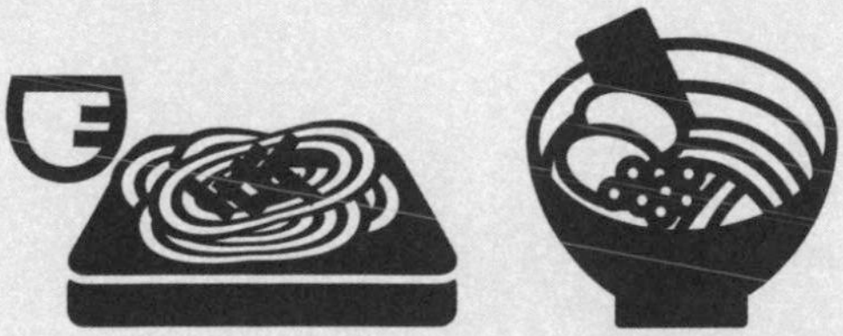

麵類的醣量高，而且很容易吃得太快，所以要盡可能少吃。不過也不用太過忍耐，只要吃的次數減為每週1次即可。

吃定食或丼飯的話盡可能加點沙拉

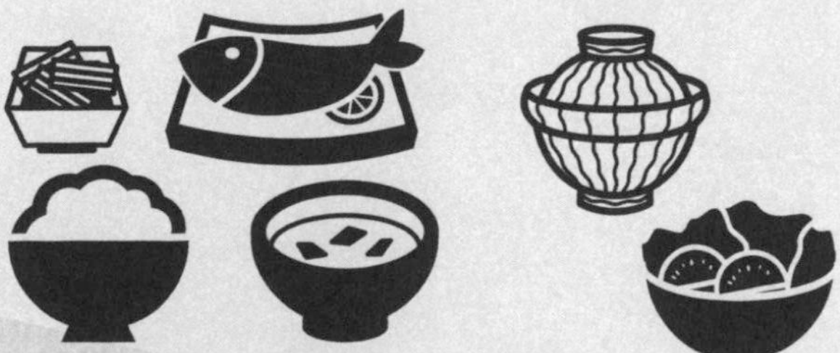

比起容易吃得太快，且飯量較多的丼飯類，定食套餐會是更推薦的選擇。吃丼飯的時候記得加點沙拉。

選這個就沒問題！牛丼、燒肉店篇

注意醣分和進食順序

牛丼飯的醣類含量較多，一定要注意。**要一邊吃一邊盡力延緩血糖上升**。

首先，點大碗或要求加飯就錯了。若是怎麼樣都無法從一般分量的白飯中獲得飽足感，請加點肉類等配料即可。醬汁的含醣量也很高，所以也要避免多淋醬汁。

接著，請加點菜單側邊上的沙拉或味噌湯。醣類與蛋白質一起吃的話，吸收會比較穩定，所以建議可以加一個生蛋，也能多吃點促進燃燒能量的紅薑。

進食的順序是先喝茶，再慢慢吃沙拉或味噌湯，最後才吃牛丼。吃牛丼的時候，要先吃洋蔥和牛肉等配料，白飯最後再吃。開始吃牛丼後過2分鐘再吃飯是最好的，記得也要減少15％的飯量。

去吃燒肉的時候，**要多吃一點蔬菜，並選擇脂肪較少的肉類部位**。肉類本身的含醣量較少，因此比較健康，不過肉類脂肪的飽和脂肪酸較多，會導致動脈硬化，建議選擇可以讓肉類油脂流下去的網狀烤爐店。

在燒肉店也要先吃蔬菜類或湯類，肉放後面才吃。甜甜的燒肉醬醣類含量高，選擇鹽味燒肉醬或檸檬汁比較好。

吃牛丼的原則

• 不要吃大碗的

要克制不要吃過多的飯，細嚼慢嚥的話，一般分量也能獲得飽足感。

• 點旁邊的菜單

先喝茶，再吃沙拉或味噌湯，這樣可以抑制醣類吸收。

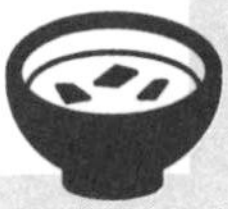

• 白飯2分鐘後再吃

不要一下子就吃飯。原則上先喝茶或先吃旁邊的小菜類，等2分鐘後再吃白飯。

• 加上生雞蛋

醣類和蛋白質一起吃的話可以穩定吸收，不過要注意別吃得太快。

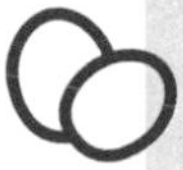

吃燒肉的原則

• 選擇有烤網的店家

肉類的含醣量低，意外地比較健康。如果用烤網，在烤的時候可以讓多餘的油脂滴下去。

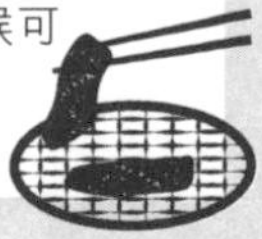

• 先吃韓式泡菜或涼拌小菜

吃肉之前，先吃韓式泡菜或涼拌小菜等蔬菜類來調整腸胃狀態，這樣可以幫助醣類吸收穩定。

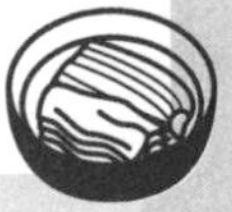

• 包在萵苣生菜裡一起吃

和具有抗氧化作用的黃綠色蔬菜一起吃，可以預防LDL膽固醇的氧化。

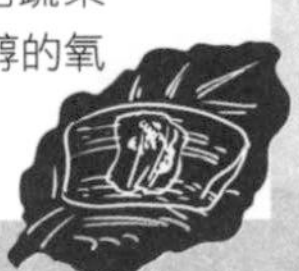

• 沾檸檬汁或鹽味醬汁一起吃

吃燒肉沾醬要儘量選擇檸檬汁或鹽味醬汁，可以抑制血糖上升。

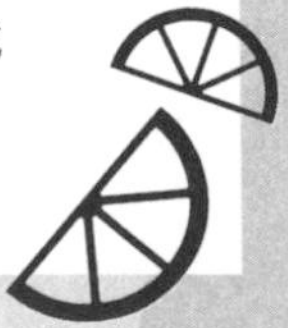

選這個就沒問題！義式、中式餐廳篇

要少吃義大利麵、披薩、勾芡類或點心

在義大利料理餐廳用餐時，最好避免吃套餐，改以單點方式點菜。**義大利麵或披薩等高醣量菜色要少一點，可以自己調整為最佳**。

前菜就選擇沙拉或醃製類食物。蔬菜的膳食纖維可以減緩醣類吸收速度，醃製類菜餚裡面的醋可以分解中性脂肪，轉換成能量。吃主餐前，可以先喝有豐富蔬菜的義大利蔬菜湯，獲得飽足感。

只吃1個含醣量高的麵包，吃披薩的時候選擇麵皮薄的種類。辣椒可以促進燃燒熱量，吃義大利麵建議選擇有辣的。

中式料理就**多選擇蔬菜類豐富的菜單**。前菜的最佳選擇是炒青菜，空心菜或小白菜可以抑制血糖快速上升，不含醣類的皮蛋也是很好的選項。

選擇主菜的時候，使用味噌、醬油或醬汁調理的菜餚都屬於含醣量較高的，要儘量避免。由於勾芡使用的太白粉含醣量高，所以也要少點有勾芡的菜餚。點心類的麵皮含醣量也很多，所以要少吃。另一方面，麻婆豆腐或辣炒類的菜因為有使用辣椒和薑，能夠促進血液循環及脂肪燃燒。

吃義式料理的原則

• 吃主餐前先喝湯

有大量蔬菜的湯可以提供飽足感，也能抑制主餐的醣類吸收，算是一舉兩得。

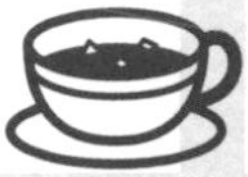

• 只吃1個麵包

留意不要吃太多麵包，建議以橄欖油醬取代奶油。

• 選擇紅酒

紅酒有預防脂肪囤積的多酚類，且富含白藜蘆醇。

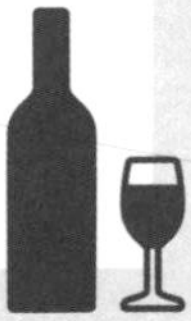

• 餐後飲料不加糖

加糖的飲料會讓血糖上升，可以加牛奶或檸檬。

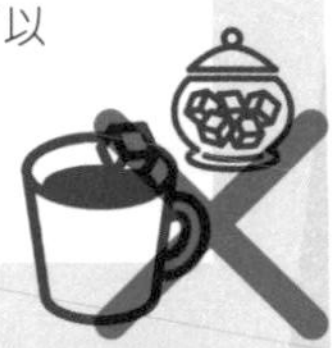

吃中式料理的原則

• 儘量少吃點心類

芝麻包或杏仁豆腐等中式料理的點心含醣量高，要儘量減少。

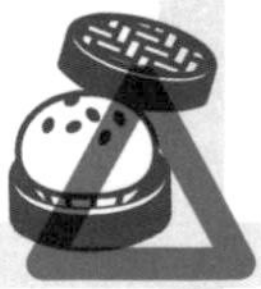

• 不要選炒飯或麵類

炒飯或有勾芡的炒麵、餃子及燒賣類等含醣量都高，須注意不要吃過量。

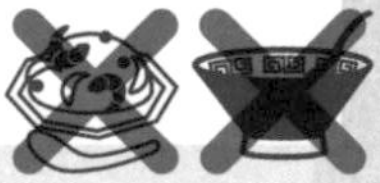

• 沾醋吃

醋可以分解中性脂肪、減緩醣類吸收速度，要多加食用。

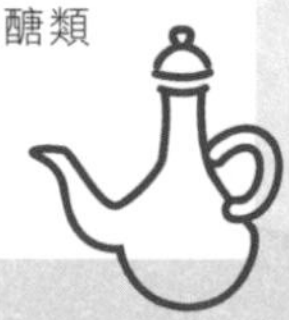

• 吃辣味菜餚

麻婆豆腐及辣炒類菜餚會使用辣椒和薑，能夠促進血液循環、燃燒脂肪。

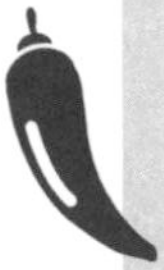

減少內臟脂肪的便利商店應用法

以選擇蔬菜＋熟食為主

在商品種類齊全的便利商店裡，也能根據你的選擇方式吃到健康的一餐。

挑選的重點在於**要選沙拉等蔬菜類**。吃沙拉的話，要選擇有水煮蛋、鮪魚、蒸豆或起司等含有蛋白質的種類。水煮蛋或豆腐也可以和沙拉分開購買，把它們當配料。有大量蔬菜的味噌湯也是不錯的選擇。

另外**也推薦選擇蛋白質類的熟食**。用鹽和辣椒調味的蒸雞肉（沙拉雞肉等）醣類相當低，是很棒的選擇。另外還有關東煮或炒肉類等，可以隨著心情變換選擇，不會吃膩。

而**要儘量避免的選項是飯糰、麵包、包子以及麵類等醣類較多的商品**。尤其是菠蘿麵包等點心類麵包，等於是麵包與甜食雙倍醣量，避開不吃是正確的選擇。三明治給人健康的印象，但要特別注意的是馬鈴薯沙拉三明治是馬鈴薯與麵包的組合；水果三明治則包含了水果與麵包，這些都是雙倍醣類的口味，所以也要留意。如果要吃三明治，就選擇有雞蛋、火腿等膳食纖維及蛋白質豐富的配料。褐色的黑麥麵包或全麥麵包則富含膳食纖維，這種麵包會更好。

在便利商店要克制購買的選項

許多人會因為很方便就選擇在超商解決一餐，不過，便利商店裡有很多含醣量高的產品，如飯糰、甜點麵包、包子等。
此外，給人健康印象的三明治裡，馬鈴薯沙拉和水果口味的選項屬於雙倍醣量，也要注意。

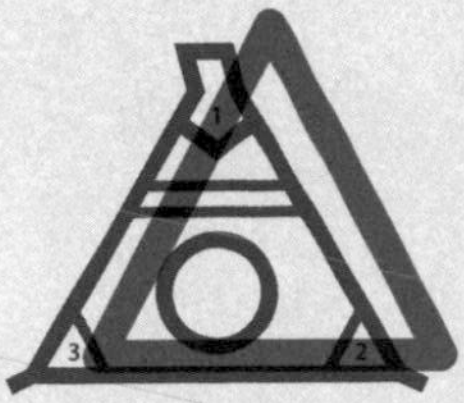
飯糰

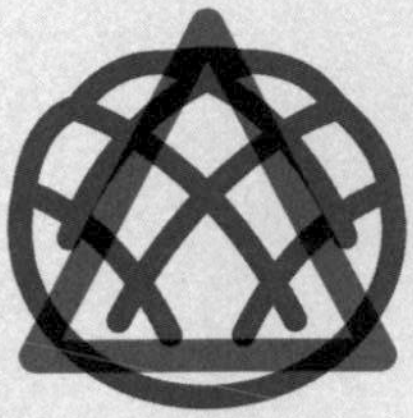
甜點麵包

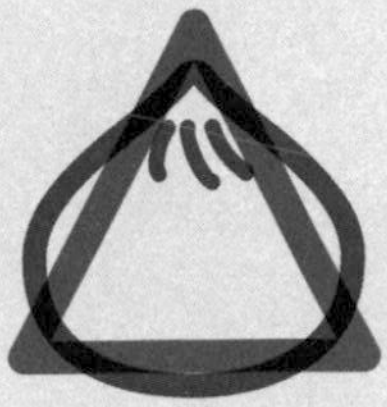
包子

便利商店能買到的少醣商品

便利商店也可以買到減醣產品。熱食點心如烤肉串等，既可以補充蛋白質，也很方便。
冬天可選擇關東煮裡低醣類的選項，無論是肚子或心裡都會感到滿足。

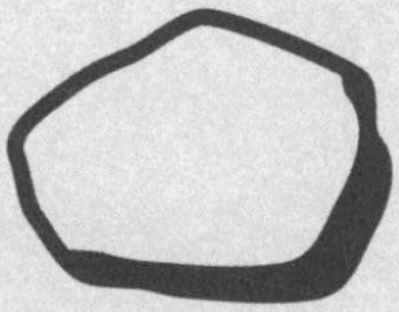
沙拉雞肉

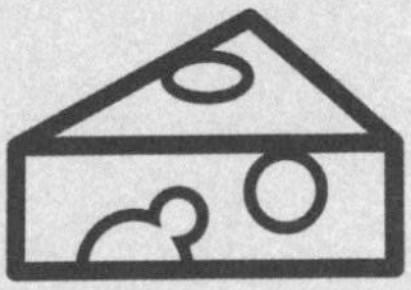
起司

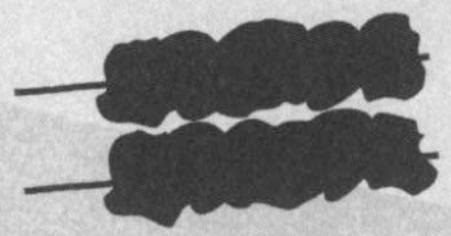
烤雞肉串

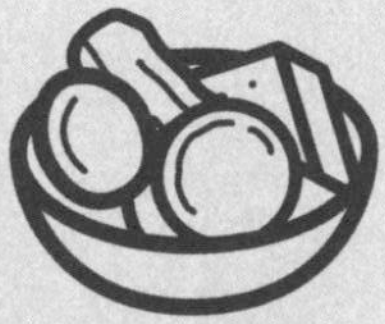
關東煮

味噌湯杯

酒＋醣類會讓內臟脂肪直線上升

慢慢咀嚼醣類較低的配菜

也許有些人認為「喝酒會變胖」，不過，變胖的原因不只是酒類。**每天喝酒的人如果腹部周圍囤積大量脂肪，主要原因是吃了含醣量過多的小菜**。

一喝酒，很容易吃一些平常克制不吃的高醣量小菜、加點拉麵或甜點等。由於酒精有促進食慾的作用，常常會讓嘴巴停不下來，這種吃小菜的方式會讓內臟脂肪一直增加。如同本書一直說明的觀念，醣類攝取過量會造成血糖快速上升，胰島素分泌後會將多餘的醣轉變為脂肪。

如何選擇不囤積脂肪的小菜及吃法，將在本書第94頁說明，最大原則就是要選含醣量低的下酒菜，然後一邊留意飲食順序，一邊慢慢地享受。**建議最好的方式是將「吃」與「喝」分開**。喝了酒就把杯子放下，開始吃菜。細嚼慢嚥吃完後，再把筷子放下來喝酒，這個方法能避免吃太多或喝太多。

順帶一提，酒的種類不同，含醣量也有差別（參考本書第92頁）。添加砂糖及果汁的酒類含醣量高，這些就是致胖的原因。

比起酒精，小菜更是變胖的原因！

根據25歲以上男女的慣性酒精攝取量與肥胖程度（BMI）的相關調查報告顯示，每天喝1大瓶啤酒其實不太會變胖，光是酒類裡所含的酒精與醣類，並非導致肥胖的原因。

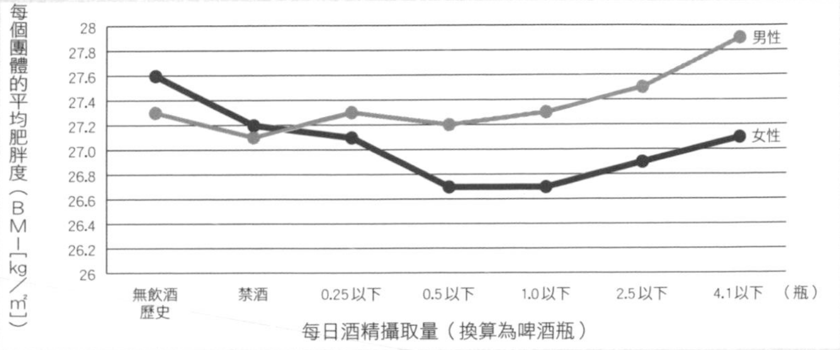

出處：Bergmann MM, et al. The association of lifetime alcohol use with measures of abdominal and general adiposity in a large-scale European cohort. Eur J Clin Nutr 2011; 65:1079-1087.

※表格中的啤酒攝取量是將每天的酒類攝取量換算為大瓶啤酒（淡啤酒：633ml，酒精含量3.7g/100g，密度1.008g/ml）。
※上列為西歐6國共同研究。對象年齡層為25～70歲。男性占9萬9381人，女性占15萬8796人。
※年齡、受教育年限、身體活動、吸菸習慣、非酒精性食物的能量攝取量及其他對結果的潛在影響等已統計調整。

喝酒容易發胖的原因

雖然酒精並非造成肥胖的直接性理由，
但是喝酒會促進食慾，而一邊喝酒一邊吃小菜（醣類）
也會讓肝臟的工作速度追趕不及，因而進入易胖狀態。

喝了酒
就增加食慾
＝
吃太多

酒加上小菜
（醣類）
讓肝臟疲勞
＝
脂肪累積

用酒配菜
＝
吃太快

喝酒也能減少內臟脂肪的小訣竅

每日適量飲酒促進身體健康

許多人一聽到「每天喝酒」，就會產生不健康的印象，不過真正對身體不好的原因是飲酒過量。有句話說「酒為百藥之長」，**如果適量的話，每天喝酒反而會維護肝臟健康，也能減少內臟脂肪**。

酒喝進體內後，肝臟會分解酒精，這時候累積在身體裡的醣會轉化成能量消耗。由於這也會消耗掉累積在肝臟內的醣，所以會讓肝臟本身恢復健康。也有研究結果顯示，比起完全不喝酒的人，有適量飲酒習慣的人死亡率也較低。

衡量飲酒量時，要以純酒精量為標準。純酒精量（公克）可用「酒精度數（％）÷100×量（毫升）×0．8」計算出來。例如酒精度數5％的罐裝啤酒350毫升，可以計算為「5×350×0．8÷100」，純酒精量為14公克。

此外，每日適當飲用量為純酒精量40公克。如果是啤酒，相當於中瓶2瓶（中號啤酒杯2杯），氣泡酒為350毫升2瓶，雙倍威士忌2杯，日本酒2合（約360毫升），玻璃杯紅酒3杯。最重要的就是遵循這個飲酒量，那就可以一邊喝酒，一邊減掉內臟脂肪。

適量飲酒會更健康

調查健康族群的「習慣飲酒量」，以及經過十年後這些人的死亡狀況後，
將「適量飲酒的人」與「從不飲酒的人」其總死亡率做比較，
發現「適量飲酒的人」死亡率較低。

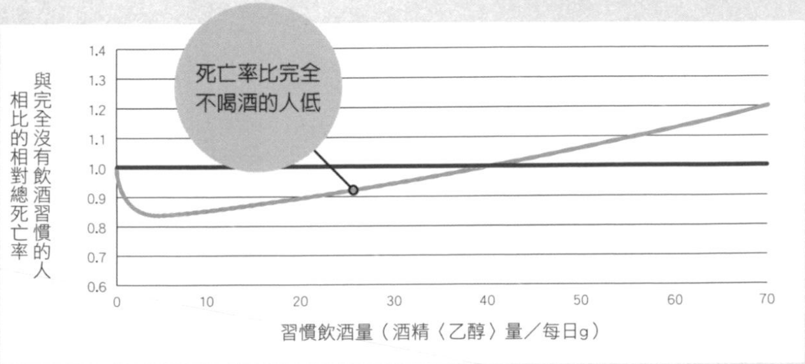

※「完全不飲酒」的人的相對死亡率視為1。※死亡率＝包含生病、事故、事件等所有致死原因。
出處：美國保健科學協議會報告（1993年6月）

對身體好的純酒精量為每日7～40g
適度飲酒的標準上限為每日20g

純酒精量的計算公式

酒精濃度(%) × 酒量(ml) × 0.8 ÷ 100 ＝純酒精量(g)

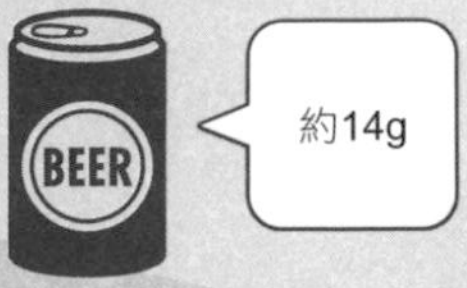

酒宴前要先墊胃的東西

選擇保護肝臟的食材

在腸胃完全沒吃東西的狀態下喝酒，酒精會在體內被快速吸收，讓血液中的酒精濃度快速上升。除了會使肝臟來不及處理完酒精，進而導致宿醉外，胃也會不舒服。要避免這個情況，就要在**喝酒前先吃一些富含蛋白質**、**膳食纖維以及油脂類的食物**。建議可以吃一些消化得比較慢、可以長時間停留在腸胃的食物。

蛋白質當中，含有能幫助酒精分解的優質物質食物是最佳的選擇，例如**乳製品**、**優格飲料及牛乳**、**起司**等。便利商店就買得到的炸物或烤雞肉串是蛋白質與油脂的組合，也相當適合。

膳食纖維的部分，可以吃**蔬菜**、**海藻類**、**香菇類**等。有研究指出高麗菜所含的維生素U與酒精分解酵素有關，所以建議可以先吃高麗菜。此外，也可以吃一塊富含膳食纖維而且能提高肝功能、具有高度健康效果的**高可可巧克力（可可成分70%以上）**。

具有保護胃壁作用的油脂類當中，**橄欖油**含的油酸不容易被小腸吸收，因此可以減緩小腸吸收酒精的速度，在喝酒前先喝一湯匙橄欖油也是個方法。

喝酒前建議先吃的3種食物

喝酒最忌諱空腹喝酒，喝酒前一定要先吃點東西。
其中能長時間停留在胃裡的食物可以減緩酒精對身體的負擔。

乳製品

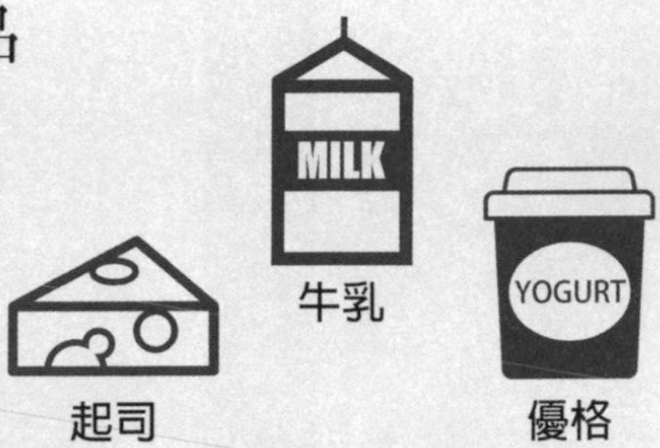

便利商店很容易買到乳製品，而且它含有可以幫助酒精分解的優質物質。由於乳製品的消化速度比較慢，可以長時間留在腸胃裡，所以具有延緩酒精吸收的效果。

膳食纖維

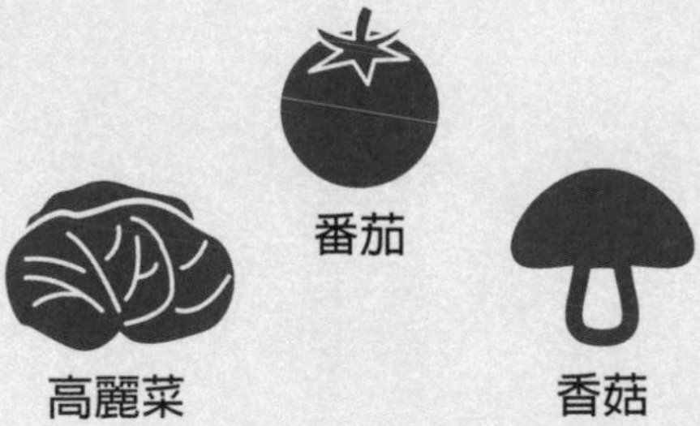

蔬菜、香菇及海藻類富含膳食纖維。而高麗菜富含可以活化酒精分解酵素的維生素U，番茄則具有讓血液中酒精濃度下降的作用。

油脂類（脂質）

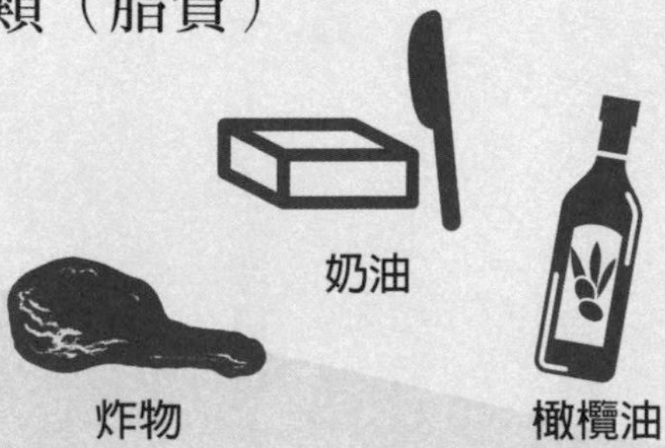

油脂類本身完全不會對肝臟產生不良影響，所以不需要擔心。它具有減緩酒精吸收速度的作用，能夠保護胃壁。選擇炸物或烤雞肉串的話還能順便攝取蛋白質。

蒸餾酒中的好酒、壞酒

要減掉內臟脂肪就不能加果汁稀釋

肝臟在分解攝取入身體的酒精時，會消耗掉累積在內臟等地方的醣類，轉化成能量。因此，如果選擇醣類少的酒，就不會多攝取到醣，而遵守適度飲酒量的話，就能夠減掉內臟脂肪。

醣類含量少的代表性酒類有燒酒、威士忌、白蘭地、伏特加等蒸餾酒。由於這些酒類不含醣，在意內臟脂肪的人就安心地喝吧。不過，如果是燒酒加入果汁或糖漿稀釋的氣泡酒類就不行。果糖在醣類裡算是吸收速度快的，這會造成血糖快速上升。當胰島素分泌量增加，就會導致中性脂肪增加。**為了不要攝取多餘的醣，可以加水或茶稀釋**。

此外，紅酒富含多酚類，可以去除身體裡的活性氧。每100毫升紅酒的含醣量為1.5公克，相對也比較少。而白酒的含醣量為2公克。

此外，每100毫升當中，日本清酒的本釀造酒含醣量為4.5公克，純米酒為3.6公克，這是屬於含醣量較多的。淡色啤酒含醣量為3.1公克，司陶特啤酒則為4.6公克。想要消除內臟脂肪的人最好選擇零醣的啤酒。

什麼是蒸餾酒？

酒類又可以分為釀造酒、蒸餾酒及混和酒3種。
釀造酒是穀物或果實經酵母發酵後的酒，
而將釀造酒加熱後讓乙醇蒸發並冷卻，濃縮出來的就是蒸餾酒。
用釀造酒或蒸餾酒浸泡水果，
並添加糖分後就是混和酒。

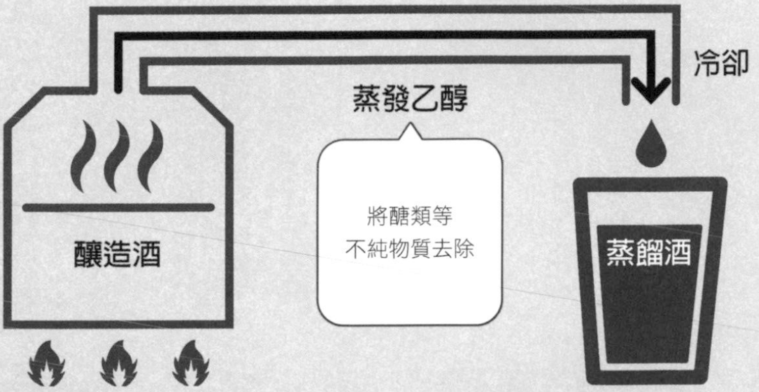

建議用蒸餾酒加蘇打水稀釋

威士忌、伏特加、琴酒、燒酒等蒸餾酒是不含醣類的酒，想減內臟脂肪的時候也可以喝。可以加冰塊或水等飲用，喝法有很多種，不過建議可以用蘇打水稀釋，既可以獲得飽足感，又不會吃太多小菜。

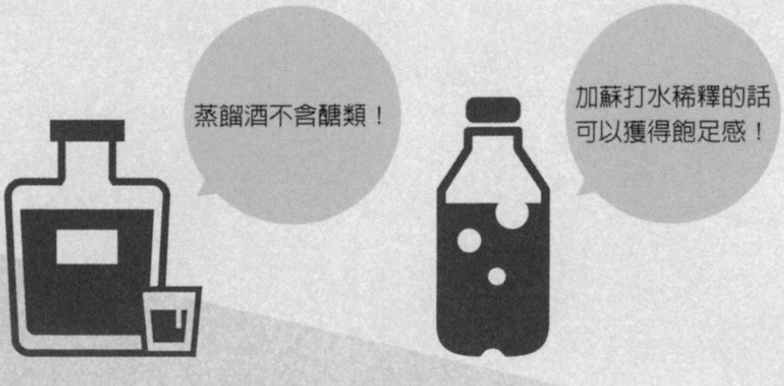
蒸餾酒不含醣類！
加蘇打水稀釋的話
可以獲得飽足感！

瘦身下酒菜的選擇方式

堅果類是酒的好搭檔！

酒席間選擇下酒菜的**重點在於挑選低醣的食物。如果選擇高卡路里但含醣量低的炸物，就不會累積內臟脂肪**。例如炸雞類，除了炸衣的麵皮含醣外，雞肉的含醣量幾乎是零，可說是有優質蛋白質的優良小吃。

此外，堅果類含膳食纖維及蛋白質，維生素E、鐵質及Omega 3等對身體有益的油脂，最適合拿來配酒。慢慢咀嚼堅硬的堅果類，也可以獲得飽足感。

還有毛豆及醃漬類小菜、韓式泡菜、醋醃海菜等，這些都是富含膳食纖維的推薦類別。

而本書第54頁所說的**留意「飲食順序」也很重要**，喝酒時就先從這些推薦菜單開始吃吧。

吃過膳食纖維豐富的小菜後，可以吃生魚片或豆腐等富含蛋白質的料理。魚類含有豐富EPA及DHA，可以幫助減少中性脂肪，不過這些養分同時也不耐熱。吃生魚片的話，就可以完整攝取養分。

此外，雖然想要變瘦，但**不吃小菜就喝酒的話，對肝臟的負擔會很大**。一定要按照順序吃一些含醣量低的小菜。

小菜就選這些！

最適合配酒的小菜是富含膳食纖維及蛋白質的品項，以及堅果類。或許很多人認為炸物不太好，但如果跟含醣量高的馬鈴薯沙拉或炸薯條相比，可以吃到蛋白質的炸雞反而是比較不容易發胖的小菜。

毛豆

富含蛋白質及膳食纖維。同時也含有能幫助肝臟作用的鳥胺酸，以及能調整膽固醇值的甲硫胺酸。

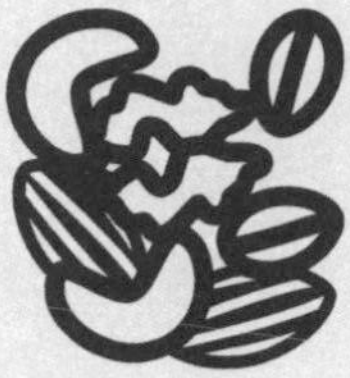

堅果類

不僅含膳食纖維及蛋白質，還有維生素E及鐵，以及Omega 3等對身體有益的油脂。也很建議把它當點心。

涼拌豆腐

植物性蛋白質能夠提高肝臟的作用。菸鹼酸等維生素B群也能促進酒精分解。

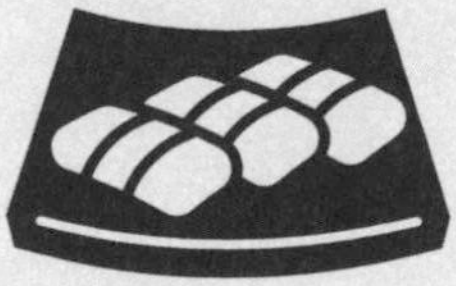

生魚片

魚類富含EPA及DHA，能幫助減少中性脂肪。可以多吃鯖魚等青背魚。

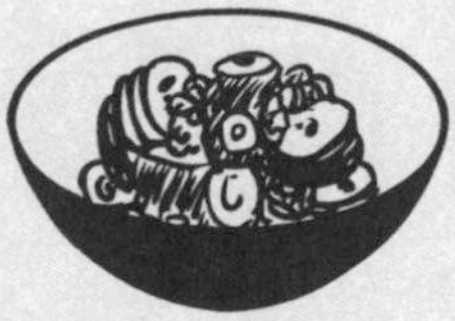

醋漬物

可以攝取富含水溶性膳食纖維的海藻，以及減少中性脂肪的醋。同時具有排出多餘廢棄物以及膽固醇的效果。

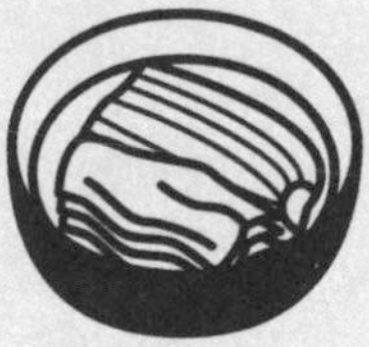

泡菜或醃漬物

發酵食品能夠調整腸道環境。由於這些小菜可以調整中性脂肪及膽固醇值，建議在最開始的時候先吃。

最後來碗拉麵會要你的命！

拉麵是高醣、高鹽的代表

對許多日本人來說，「喝酒後不來碗拉麵」會讓酒席留下遺憾，這就是所謂的「完事拉麵」。想當然爾，**喝完酒再來碗拉麵會攝取超標的醣量，所以也是NG行為**。同樣地，有些人喜歡喝完酒吃茶泡飯，這也是不行的。

拉麵的麵條就是固體的醣類。晚上太晚吃的話，很容易在不消耗能量的情況下直接睡覺，當然脂肪也就直接囤積。而且拉麵的鹽分含量高，會讓血壓上升。這會讓原本應該是休息時間的肝臟及血管都無法休息。

喝了酒精之後會想吃拉麵，是因為酒精在分解的過程中會讓體內水分及鹽分大量流失。因此身體會發出需求，讓你想吃能夠補充水分及鹽分的拉麵或茶泡飯。

這裡建議**最後可以喝碗味噌湯作結尾**。尤其是蛤蜊或蜆類的味噌湯，因貝類所含的牛磺酸可以照顧疲勞的肝臟。要預防隔日宿醉的話，也可以放一些蔥或鴻喜菇。

另外，**也推薦可以喝含有苦澀兒茶素及維生素B群的綠茶**。兒茶素是一種多酚類，它可以抑制血糖上升，並延緩醣分吸收，也能預防中性脂肪合成。維生素B群則有提高醣類代謝的作用。

為什麼喝酒後會想吃拉麵呢？

身體分解酒精的過程中，會讓水分及鹽分流失。
這時身體會想要補充流失的水分及鹽分，
就變得想吃拉麵等含鹽食物。

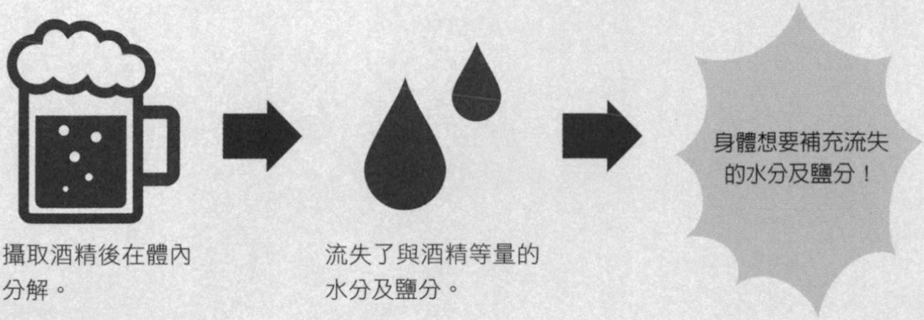

攝取酒精後在體內分解。

流失了與酒精等量的水分及鹽分。

拉麵所含讓內臟脂肪增加的 3 大地雷

拉麵的特色包含醣類、鹽分及吃太快 3 大地雷，
跟酒一起食用的話會讓內臟脂肪增加。
忍住不吃最後一碗拉麵，改喝味噌湯或綠茶吧。

醣類 ＋ 鹽分 ＋ 吃太快

＝

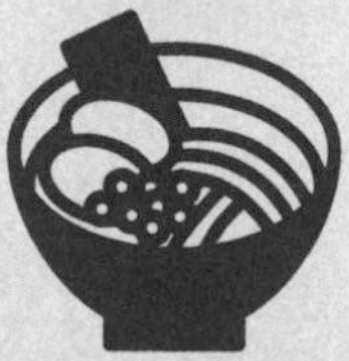

拉麵

身體負擔大！高酒精濃度的罐裝酒

容易囤積脂肪，對肝臟傷害也很大

高度數罐裝氣泡酒的特點是有高濃度酒精，同時喝得到果汁的甜味。一般而言，酒精濃度超過7%就稱為高酒精濃度。這樣的酒容易喝醉，又好入口，所以很多人喜歡，但有2個理由可說明這是「糟糕的飲料」。

第一個理由是這種罐裝氣泡酒通常添加檸檬、葡萄柚等各種果汁（果糖），甚至還添加了玉米糖漿這類甜味劑。這些都是單醣類，在體內的分解和吸收速度都很快。**這會導致血糖快速上升，也是脂肪囤積的原因**。

第二個理由是酒精濃度高。本書第88頁提過如何計算純酒精量，如果用這個公式來算，喝下500毫升酒精濃度9%的高度數罐裝氣泡酒，等於攝取了36公克的純酒精。每日酒精適當攝取量為40公克，1瓶就已經大大超過可以喝的量。如果以冰塊加威士忌換算，相當於喝了3.5杯的30毫升威士忌，**對肝臟是相當大的負擔**。順帶一提，12%的罐裝氣泡酒500毫升就有48公克的純酒精。

高酒精濃度的罐裝氣泡酒不好的理由

①等於威士忌的純酒精量

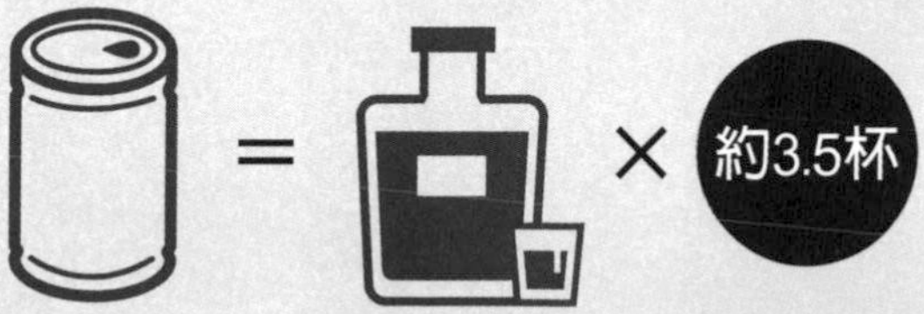

高酒精濃度
罐裝氣泡酒
(9%500mℓ)

威士忌

500ml酒精濃度9%的高濃度罐裝氣泡酒，純酒精量約為36g。換算成威士忌的話，等於有3.5杯30ml的酒精量。

②甜甜的果糖帶來肥胖

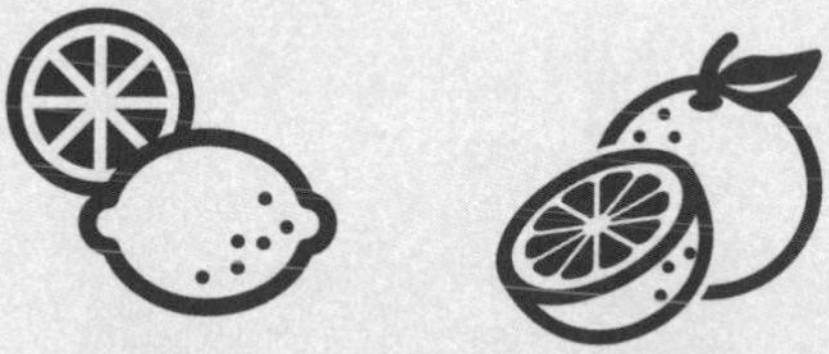

檸檬

葡萄柚

美味來源的檸檬及葡萄柚等果糖，以及玉米糖漿等甜味劑都很容易被分解、吸收，血糖快速上升就是肥胖的原因。

③價格便宜，容易取得

超市

350ml的酒1瓶約50元左右，超市或便利商店等近距離的店家都能買到。存貨在家或是每晚小酌都很容易上癮，因而較危險。

在家慢慢喝的建議

不要斷斷續續喝到半夜

「線上喝酒會」或晚上獨自小酌等，想要在自家中享受喝酒的時候，**要注意不要斷斷續續喝到深夜**。本書第56頁有提到，製造脂肪細胞的蛋白質「BMAL1」（脂肪儲存蛋白質）會在晚上10點至半夜2點之間增加分泌。想要讓內臟脂肪不容易產生，要讓食物在這段時間之前消化完畢，請重新制定結束飲酒的時間，並確實執行。

在家喝酒的時候，**建議儘量使用小的杯子**。一口氣喝下大量酒，酒精及醣類的吸收都會變快。不要整瓶直接喝，也不要用大的玻璃杯，養成用小杯子一點一點慢慢喝酒的習慣。

做下酒菜的時候，最好多使用醋。如本書第66頁提到的，醋可以幫助減少內臟脂肪，也有預防糖尿病、脂肪肝、血脂異常等健康效果。而且醋跟任何食材都能夠搭配，可以加在各種小菜裡愉快地享用。醋拌醬油非常適合魚貝類及海藻類，加入白味噌和芥末籽的醋味噌與和風小菜或沙拉醬汁都很搭配。醋的料理變化很豐富，一點也不會吃膩。

在家喝酒的4個控制原則

①不要喝得太晚，在晚上10點前喝完

BMAL1（脂肪儲存蛋白質）在晚上10點至半夜2點的分泌量會增加。早一點開始喝，晚上10點前消化完畢是最理想的。重新制定喝完酒的時間吧！

②準備小瓶啤酒，紅酒裝到塑膠瓶

罐裝啤酒如果買小瓶的，就可以預防喝不夠時會發生的飲酒過量問題。開瓶的紅酒裝進塑膠瓶約可保存1週。

③小菜可以準備香菇或用醋調味的

膳食纖維豐富且低卡路里的香菇具有促進醣類代謝的功能，最適合當下酒菜。也很推薦常備醋味噌等使用醋的調味料及泡菜。

④也可以喝一些無酒精飲料，兩者各半享用

最近的無酒精飲料商品幾乎與酒精飲料的味道不相上下，既好喝又能減少攝取酒精量，用小一點的杯子慢慢地喝吧！

解宿醉的酒、睡前酒ＮＧ

有些說法是睡不著的時候喝酒就能睡得好、喝了解宿醉的酒就能減緩宿醉，不過這些是很危險的。這不僅無法獲得深度睡眠，身體也會疲勞，也可能會睡到一半醒來。此外更嚴重的是，有時會引發睡眠呼吸中止症。

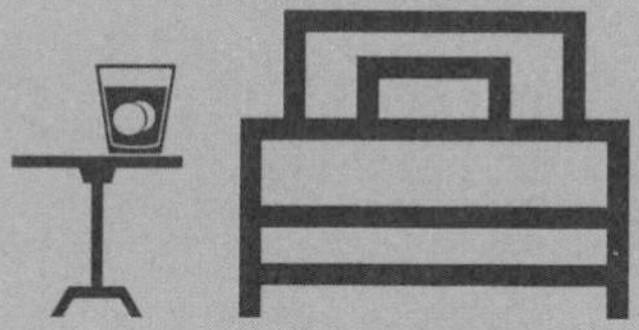

- 無法進入深度睡眠
- 睡到一半醒來
- 無法消除疲勞
- 睡眠變得愈來愈糟糕

⬇

容易引發睡眠呼吸中止症！

就算零醣，飲酒過量也瘦不下來!?

酒精本身就是形成內臟脂肪的原因

近年來因為健康意識提高，各家飲料製造商都開始提倡並販售「零醣」或「無糖」飲料。如果認為這樣的商品不會變胖能安心享用，因而飲用過量的話，那是相當危險的。

日本規定標示商品所含營養的法律是食品標示法，但**事實上，如果在一定含量內的醣類或糖分，就可以標示為「零醣」或「無糖」**。甚至有好幾種糖並不在糖類標示的指定範圍內，就算含有這些糖，也會被標示為「無糖」。

此外，比起添加進去的醣類，酒精性飲料更要注意的是酒精本身的影響。**酒精會提高食慾，且具有促進幫助累積內臟脂肪的荷爾蒙分泌作用。而當酒精在肝臟被分解時，喝進去的部分比例量會合成中性脂肪。**

選擇「零醣」的酒會比含醣量高的酒不易變胖，不過因為這樣就大量飲用也不好。如本書第88頁所述，適量的酒對身體是良藥，但酒精本身也是造成肥胖的原因，就算是「零醣」或「無糖」的酒精性飲料，也不能過度飲用。

「零醣」與「無糖」的差別是？

「零醣」與「無糖」是十分相似的詞，兩者都給人不使用糖的印象，
不過意義上不一樣。糖類是醣的一部分，
因此「無糖」的商品可能還是含醣，需要留意。

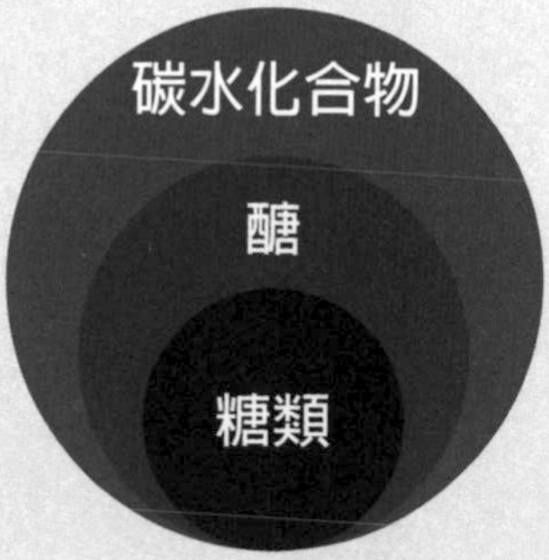

・醣＝碳水化合物－膳食纖維
・糖類是醣的一部分

「無糖」商品可能含「醣」！

就算含量不是零，也能標示為「零」！？

日本醣類與糖類的標示方式是根據食品標示法的食品標示標準。糖類與醣類兩者在食品當中，每100g（或每100ml）的含量如果未達0.5g，就可以標示為「零」。

每100g食品（100ml）的含量未達0.5g

‖

可以標示為「零」或「無」！

酒精真的會分解肌肉嗎？

一般攝取量不會分解

很多人傳聞「酒精會分解肌肉」，不過如果只是一般的飲酒量，酒精不會分解肌肉。

酒精要能夠分解肌肉，那要在完全不吃飯、也不吃小菜，直接喝掉1公升燒酒的極端狀況下才會。這種情況下身體內的營養不足，就可能造成肌肉分解。**平常生活中，一邊吃飯一邊喝酒享受，極少需要擔心肌肉被酒精分解。**

與其說攝取酒精量，在極端限醣的情況下又過度運動，肌肉比較有可能分解。在醣類不足的狀態下做激烈運動，身體能量不足，就會分解肌肉來作為能量使用。

想要變瘦，增加肌肉量絕對是必須的。酒精飲用量如本書第88頁說明，只要每天控制在40公克內，就能夠維持身體健康。

適量的酒精與適度運動，搭配微限醣，然後又攝取足夠的蛋白質，完全不需要擔心肌肉分解就能享受喝酒。

適量地飲酒不需要擔心肌肉分解！

肌肉會被分解，是在身體內營養不足的情況下，才會分解肌肉當能量使用。不過如果在一般酒精飲用量下，不要極端地禁食，那麼幾乎不會有肌肉被分解的情況。

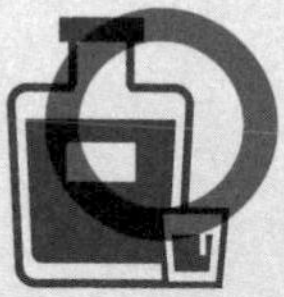

適量的酒精OK

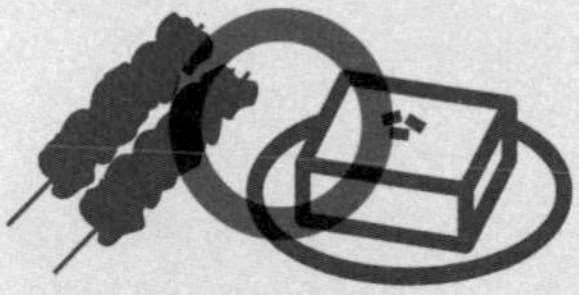

有吃東西OK

比酒精更危險的是醣類不足

比起酒精的攝取量，過度地控制醣類反而造成肌肉分解的機率更高。
在限制醣類的情況下過度運動的話，肌肉就會被分解作為能量使用。

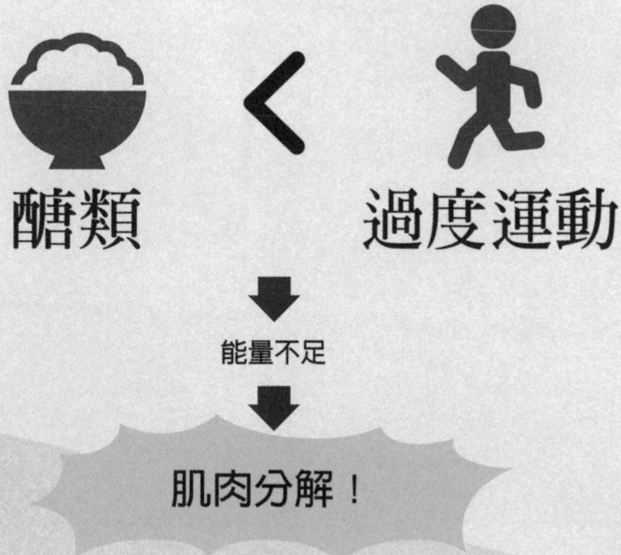

Column

不只瘦身！綠茶的驚人力量

喝綠茶不只可以瘦身，
綠茶的成分會為我們提高身體健康狀況，
而且用綠茶漱口能有效預防傳染病。

效果優良的「替代飲料」

如果急需飲用又不方便泡茶的話，可以喝寶特瓶綠茶。建議外出的時候帶著當作「替代飲料」。可以在上午和下午各喝500ml，不但能預防感冒，就算感冒了，症狀也會較輕。

從「喝的習慣」到「吃的習慣」

茶葉富含兒茶素、茶胺酸、維生素C、維生素E、β胡蘿蔔素及膳食纖維等。這些成分約只有30%會溶解到茶湯裡，所以比起喝茶，食用茶葉能攝取更多有效成分。

用綠茶漱口可以預防傳染病

綠茶具有抗病毒及抗菌作用，比水還有效果。漱口之後直接吞進去的話，漱不到的病毒也可以去除。喝進去的病毒會被胃酸殺死，所以不用擔心。

兒茶素能抑制血糖

綠茶所含的兒茶素能夠讓醣類吸收變慢，可以抑制血糖快速上升。日本靜岡縣立大學的研究指出，每天喝7杯綠茶能夠改善血糖值。

第 5 章

毫不勉強地持續！
減少內臟脂肪的生活習慣

首先先記錄

掌握飲食習慣的問題點

想要不費力地持續減掉內臟脂肪，最重要的是要全面檢討並改善飲食習慣，包含食物內容、飲食時間以及飲食量等。**而要檢討就必須先掌握自己的習慣，所以首先建議要開始做「飲食日記」**。

飲食日記就是用筆記本或小冊子、手機等將每天吃的、喝的內容記下來。包含早餐、午餐、晚餐及飲料等，各項都要記錄，之後再來修正。用智慧型手機的照相功能將吃進去的食物拍下來也很方便。而飲食時間也會改變脂肪形成的模式，所以最好能夠一併記下飲食時間。

此外，**還需配合每天量體重並記下來**。內臟脂肪是只要改變飲食習慣就能馬上看到效果的，所以應該會讓人很有動力。量體重會因時間不同而稍有落差，為了要更正確掌握變化，每天同一時間測量較佳。

覺得「自己沒吃那麼多」的人，透過這個客觀檢討自己飲食的方式，就會發現自己可能「不時地吃點零食」「晚餐太晚吃，吃完立刻就寢」等很容易忽略的問題。

記錄是減掉內臟脂肪的第一步

為了改善飲食習慣，首先要掌握自己的飲食內容。
建議可以使用智慧型手機輕鬆地拍照。

飲食日記範例

	12月1日	12月2日	12月3日
早餐	吐司、咖啡	吐司、咖啡	牛角麵包、火腿蛋
午餐	肉醬義大利麵	咖哩飯	味噌拉麵
晚餐	白飯、沙拉、鹽烤鮭魚、涼拌豆腐	凱薩沙拉、炸雞、炸薯條、毛豆	白飯、炒青菜、滷豬肉
點心	巧克力2片	蛋糕1片	仙貝1片
飲料	無	生啤酒1杯 高濃度啤酒3杯	無
體重	62.5kg	63kg	62.8kg

在每天固定的時間量體重。

健檢前1週開始改變習慣也能有效果

以健檢為契機改變生活習慣

當健檢時間靠近時，應該很多人會想「在健檢前努力一下」。最好的方式是日常生活中執行低醣飲食，並適度運動，但即使是在體檢前1週，透過檢討自己的生活習慣也可以改善報告數字。

本書第30頁的「需要注意的健檢數值」中也提到，**「中性脂肪」會受到3天前飲食內容的影響而改變**。因此，就算在健檢前1週開始，只要控制醣量攝取，注意飲食內容，就能改善健檢報告的結果。相反地，如果在健檢前3天過度攝取醣類，健檢報告的數值就會比平常來得高，這點需要留意。

其他如血壓或膽固醇值、ALT（GPT）、AST（GOT）、γ-GTP等約在健檢1個月前，而HbA1c（NGSP）則會受到健檢1個半月前的飲食習慣影響。因此，如果在健檢前1個月開始改變生活習慣，效果會比較明顯，而**1週前也會漸漸看到數值的改善**。

要忽然改變生活習慣很困難，不過可以先從飲食或運動等比較好執行的部分開始修正。理想狀況是先以改善目前健檢報告數字為目標，短期先從改善生活習慣開始，接著再以下次的健檢為目標，將習慣逐漸融入生活當中。

先以健檢報告數字為目標來改變生活習慣

只需1週，改善飲食習慣等生活方式，健檢報告的數字就會出現改變。如果沒有任何契機就不太會改變生活習慣的人，可以用健檢報告為目標，修正現在的生活方式。

檢查項目	受到多久前的飲食內容影響
血糖值	1小時前
中性脂肪（TG／三酸甘油脂）	3天前
總膽固醇（T-Cho）	1個月前
LDL膽固醇（LDL-C）	
HDL膽固醇（HDL-C）	
血壓	
ALT（GPT）	
AST（GOT）	
γ-GTP	
白蛋白	
HbA1c（NGSP）	1個半月前

一吃東西就會馬上上升，所以要空腹檢查。

理想為1個月前開始改變生活方式

健檢前1週的計畫　飲食篇

飲食是健康的基礎。
在飲食內容及飲食方式等
稍微下功夫的話，
就能馬上看到中性脂肪
及膽固醇值下降。

先吃蔬菜或香菇、海藻類

先從膳食纖維豐富且低熱量的食物開始吃的話，能夠穩定之後吃進的食物吸收，讓脂肪不容易囤積。

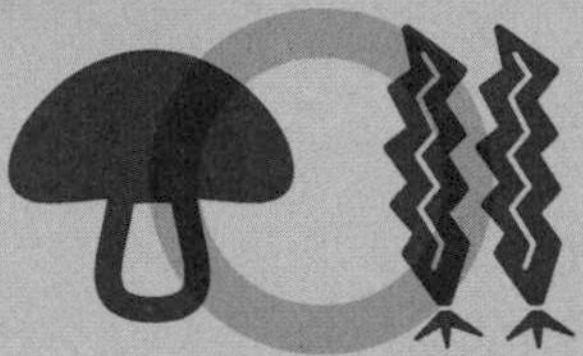

吃飯只吃過去的9分飽

飲食量比過去少1成，不要讓過多的脂肪累積。可以的話，儘量減少米飯等醣類含量高的食物。

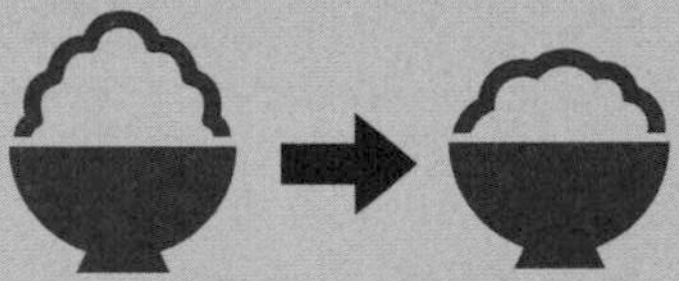

比平常多咀嚼10次

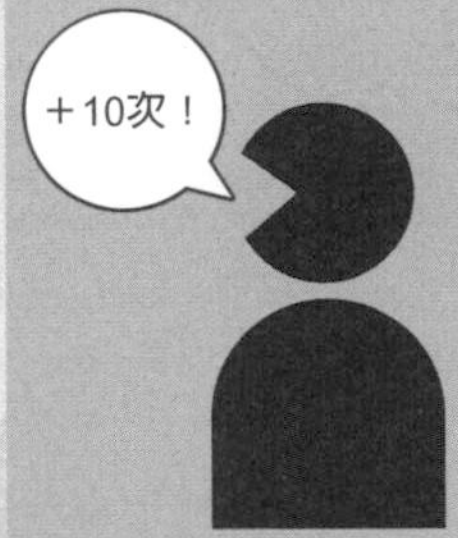

慢慢地吃能夠預防血糖快速上升。比平常咀嚼更多次，慢慢品嘗食物吧。

晚上10點後不吃

晚上10點至半夜2點是很容易變胖的時間。而且一吃完就馬上睡覺的話，吃進去的食物無法分解，很容易變成脂肪累積。

不要過度攝取醣類及酒精

適量攝取醣類及酒精不會有問題，但大部分人都是吃得過多。健檢前1週開始有意識地減少攝取量吧。

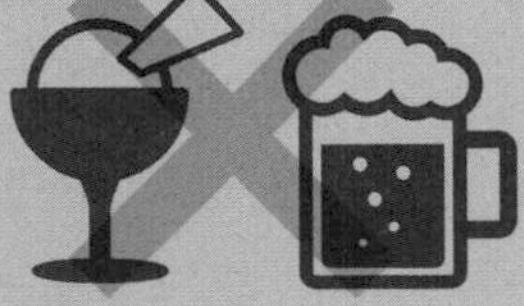

健檢前1週的計畫 生活習慣篇

比平常多走30分鐘

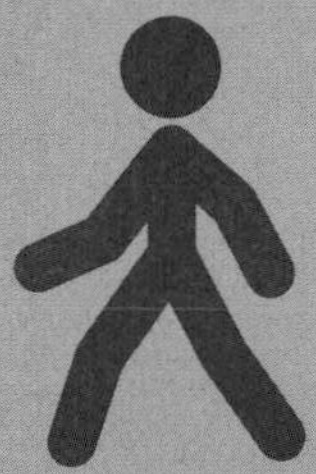

走路也是很棒的運動。通勤的往返路程約15分鐘，總計增加30分鐘的走路時間就能確實消除內臟脂肪，數值也會改變。

不需要去健身房做激烈運動。
只要比平常多走路並好好睡覺，
稍微改變平常的生活，
身體就會發生改變。

控制吸菸

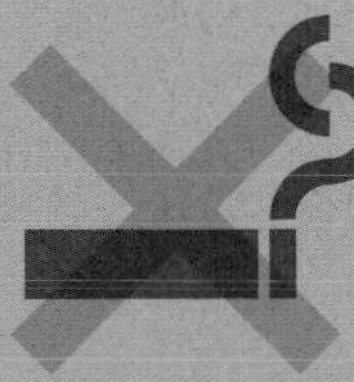

抽菸會讓血管收縮，失去柔軟彈性。血管狀態不佳的話，不只不容易瘦身，也會提高慢性病的風險。

不要搭手扶梯或電梯

沒有時間運動的人，記得搭電車時不要坐著，也不要搭乘手扶梯或電梯。

不要累積壓力

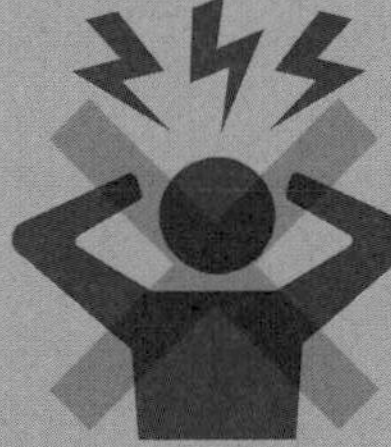

焦慮、緊張會讓血糖上升。找到能夠消除自我壓力的方式，最好不要累積壓力。

有充足的睡眠

睡眠充足能夠穩定血壓。睡覺時身體的荷爾蒙會分泌及進行代謝，一定要以睡滿7小時為標準，好好地睡。

男性2個月後、女性3個月後開始改變

脂肪類型不同，消除的速度也不同

常有人說「1個月就能變瘦」，不過一般而言，**男性與女性容易產生的脂肪類型不同，因此體重減輕的速度也不一樣**。如本書第34頁所提到的，一般男性囤積的內臟脂肪比較多，而女性則多為皮下脂肪。

內臟脂肪較容易燃燒，因此**容易囤積內臟脂肪的男性，只要飲食開始減量，2個月就看得出體態變化**。另一方面，皮下脂肪不容易燃燒，也不容易消除，所以**女性的體重及體態變化大多要經過3個月左右**。

此外，女性在更年期後，會因為女性荷爾蒙減少而產生體質改變，變得容易累積內臟脂肪。前面已經提過，內臟脂肪比皮下脂肪更有引發慢性病的風險。**50歲之後變胖也可能是因為內臟脂肪增加**，要特別留意。

變胖的原因男女不同，所以不一定適用於所有人。如果有到醫院檢查，就能更清楚知道自己的脂肪類型。本書第116頁也有詳細說明，要避免激烈減肥，用適合自身脂肪類型的方式慢慢瘦身。

肥胖的男性與女性比例

比較內臟脂肪型與皮下脂肪型發現，男性約9成為內臟脂肪型肥胖。
而女性的皮下脂肪型肥胖的比例較多，但女性荷爾蒙分泌下降的50歲後，
內臟脂肪型肥胖的比例也增加。

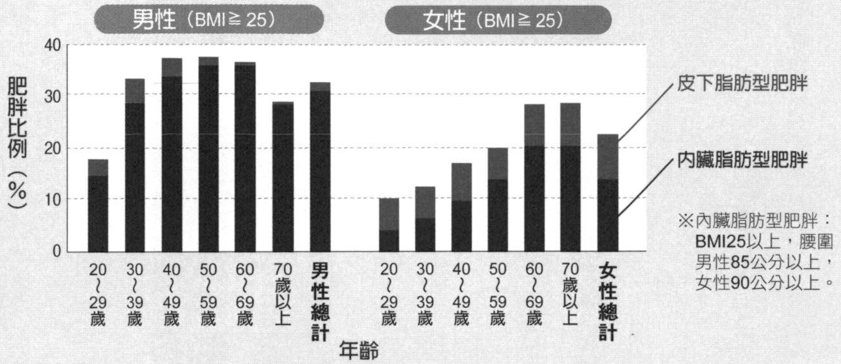

出處：根據日本厚生勞動省「平成30年國民健康、營養調查」做成

內臟脂肪及皮下脂肪在減重期間的變化

內臟脂肪在初期減重階段就會減少，而皮下脂肪則不太容易下降。
從這裡可以得知，一般而言男性較容易減重，女性則減重較困難。

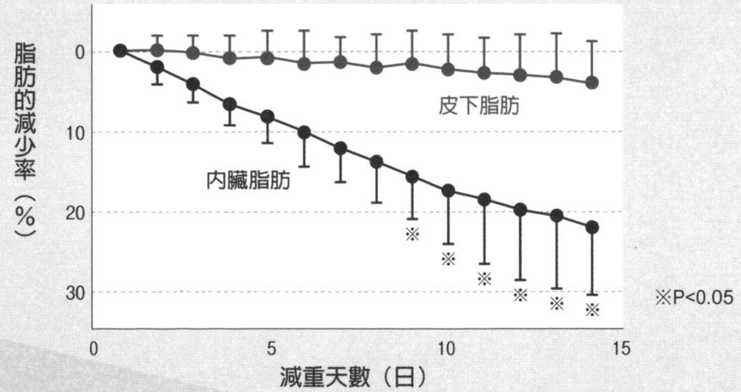

出處：根據Li Y, et al. Exp Biol Med. 228, 2003, 1118-23做成

理想為1個月減500公克

激烈減肥會造成反效果

有些人會因為健檢報告被評斷為內臟脂肪過多，開始激烈減肥，但這方式是錯的。極端減少醣類攝取量，1個月體重減少3、4公斤，這樣的減肥不僅會導致身體不舒服，體重還可能會反彈增加。

如本書第50頁所述，**當過度限制醣類攝取量時，肝臟儲存的中性脂肪不足，身體感受到危機，反而將體內中性脂肪送往肝臟**。肝臟聚集中性脂肪，這樣不但會有罹患「營養缺乏性脂肪肝」的風險，也會更容易囤積脂肪，長時間來看，也可能提高體重增加的機率。這一點不只是容易產生中性脂肪的男性需要小心，常極端減肥的女性也要留意。減肥到一定程度，雖然瘦下來了小腹卻很凸出，這樣的人無疑就是有脂肪肝。

本書建議的做法是如同第44頁所提到的，減少碳水化合物約15%。依照這個醣類減少量，幾乎不會有減肥脂肪肝的風險。而且只是少吃一口飯，僅僅做了些微改變，就能毫無壓力地持之以恆下去。**每日減少15%的碳水化合物，1個月就有可能瘦下500公克**。讓我們用緩慢而確實的做法，以健康的方式獲得苗條的身材吧。

微減醣也能讓體重確實下降！

只要減少一般用餐量的15%的醣類，每個月體重就能減少約500g。
過度控制飲食會因為太辛苦而難以持續。
請把目標放在能夠一邊享受飲食，又能健康瘦身吧！

醣類
約減少15%

＝

1個月
-500 g

在飲食稍微下功夫
就能減掉內臟脂肪！

體重慢慢下降的優點

不用擔心復胖！

不需要忍耐！

能夠維持健康！

運動只需要深蹲

早晚各5組，總計10組就能感受到效果

為了減掉內臟脂肪，增加能夠消耗醣類和脂肪的肌肉量相當重要。肌肉量愈多，基礎代謝率也會增加，能夠打造易瘦的身體。

特別是鍛鍊大腿及臀部等有大塊肌肉的部位最有幫助。鍛鍊大塊肌肉能提高能量消耗，也能攝取更多葡萄糖。

筆者建議**可以做「深蹲運動」來訓練股四頭肌、大腿後肌及臀大肌**。

做法非常簡單，首先先將背部挺直，雙手向前交叉抱胸。兩手往前伸直也是可以的，選擇自己好動的方式即可。接著在5秒內吐氣，臀部稍微往後抬高，膝蓋微彎。注意膝蓋彎曲的幅度不要超出腳趾，然後讓大腿向下彎曲至與地面平行。最後用5秒左右慢慢吸氣並站起來。以上動作為1組，站起來的時候膝蓋保持不完全伸直的狀態，接著再進入大腿慢慢彎曲的動作。

這個動作每天早晚各5次為1回，總計2回。**以正確的方式一邊感受肌肉受到負荷的部位一邊做，應該馬上就會有實際效果。**

深蹲可以鍛鍊到的肌肉

身體的大塊肌肉集中在下半身。
因此能夠確實鍛鍊下半身肌肉的深蹲運動，就是最有效的增加肌肉的運動。
這個運動不需要特殊道具，無論何時何地都能夠執行。

臀大肌

單一肌肉中最大塊者，是形成臀部的肌肉。站立或坐下時會使用到，屬於容易囤積脂肪的肌肉之一。

股四頭肌

構成大腿的4塊肌肉之總稱（股外側肌、股直肌、股中間肌、股內側肌）。在身體中占最大體積。

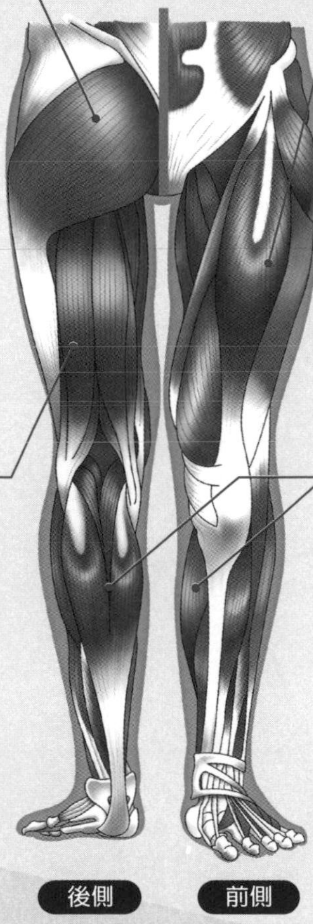

大腿後肌

位於大腿後側，為半膜肌、半腱肌、股二頭肌之總稱。與膝蓋彎曲、腿向後擺動有關。

小腿後肌

由腓腸肌及比目魚肌等構成，是跑或跳躍時會用到的肌肉。比目魚肌尤其容易囤積脂肪。

燃燒內臟脂肪的慢速深蹲

要消除內臟脂肪不需要激烈運動。
用深蹲運動來鍛鍊集中於身體下半身的最大肌肉最有效。

1天 2組
5次為1組

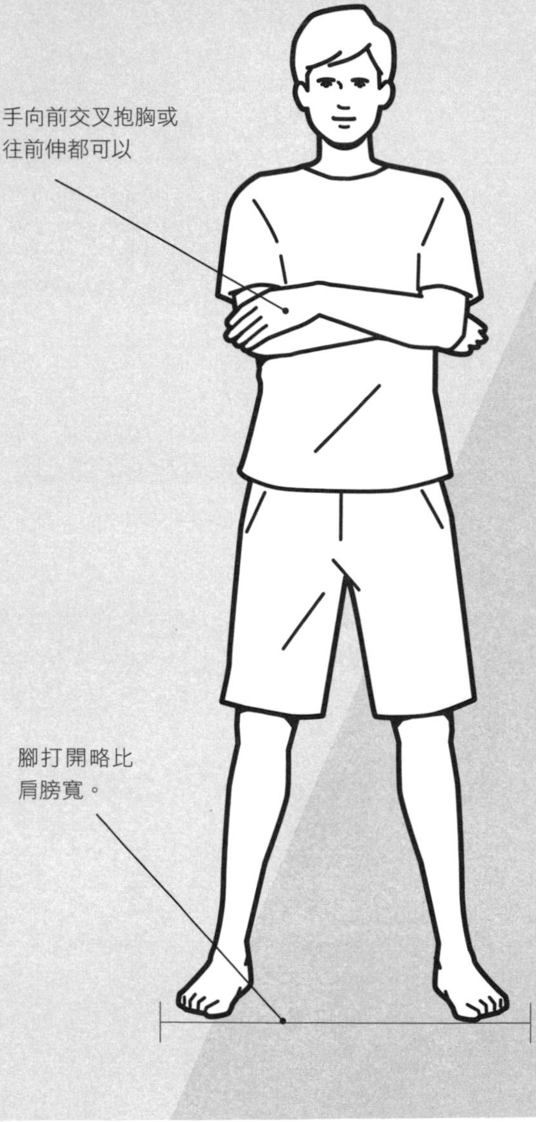
手向前交叉抱胸或
往前伸都可以
腳打開略比
肩膀寬。

《1

站著將兩腳打開
略比肩寬

兩腳打開稍微比肩膀寬，背部挺直站好。

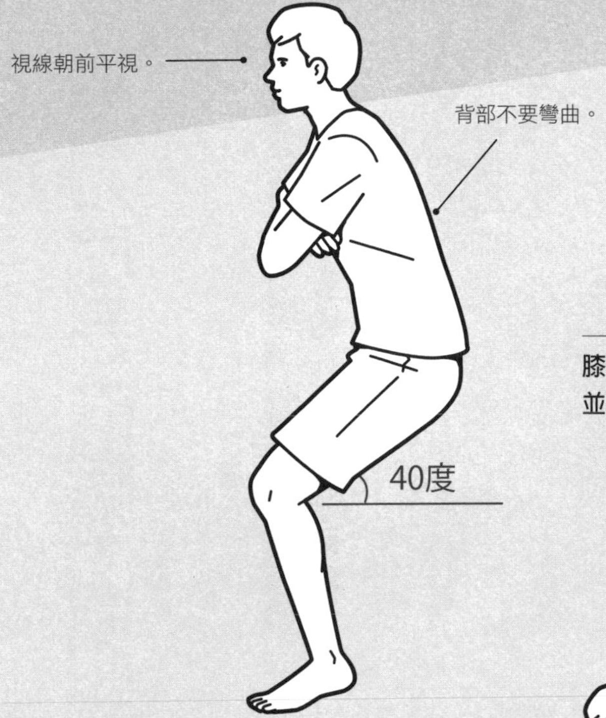

視線朝前平視。
背部不要彎曲。

« 2

腰部慢慢往下蹲

膝蓋彎曲40度，慢慢吐氣數5秒並往下蹲。

3 »

膝蓋彎曲向下蹲至大腿與地面平行

膝蓋彎曲蹲至大腿與地面平行的位置，然後5秒內一邊吐氣一邊回到圖2位置。圖2與圖3反覆5次。

※由圖3動作回到圖2時，膝蓋不要完全伸直，維持40度角。

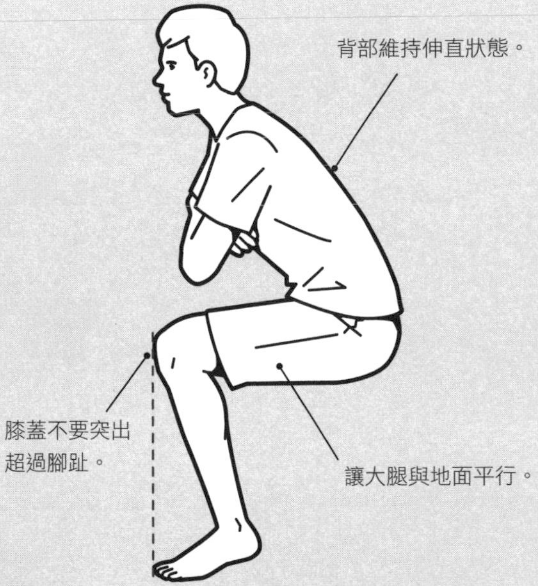

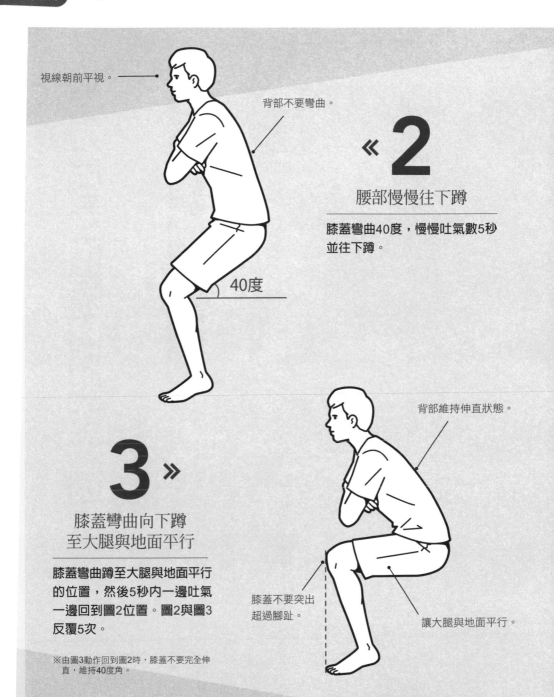

背部維持伸直狀態。
膝蓋不要突出超過腳趾。

壓力就是內臟脂肪的元凶

抑制食慾的荷爾蒙會減少

當人接收到壓力時，為了要與之對抗，腎臟旁邊的腎上腺會分泌皮質醇，它又稱為「壓力荷爾蒙」，壓力愈大，分泌量愈多。

當皮質醇分泌量增加，能夠抑制食慾的「瘦體素」分泌量就會減少。當食慾無法降低，飲食量增加時，血糖就會上升，讓脂肪容易囤積。

此外，人體接收到壓力後為了要與之對抗，**會分泌「腎上腺素」及「升糖素」，讓血糖上升**。以結果來說，都會使腹部周圍更容易囤積脂肪。

壓力累積過多不僅內臟脂肪會增加，還會增加罹患精神官能症的風險。要完全消除壓力是不可能的，所以**最重要的是好好控制並減輕壓力**。可以試試看動一動身體、埋首於興趣當中或是聽喜歡的音樂放鬆等，請找到對自己有幫助的方式。

順帶一提，身體為了要在壓力中生存，腎上腺素的分泌不可或缺，而合成腎上腺素必須有維生素C。**高麗菜、花椰菜或番茄等富含維生素C，而且又是醣含量低的食材，所以要多加攝取**。

壓力是肥胖的原因

當壓力累積，不僅會引起精神官能症，身體也會變得容易發胖。
為了健康、為了瘦身，壓力的控管相當重要。

皮質醇

壓力累積後，身體為了對抗壓力，腎上腺會分泌皮質醇，又稱為壓力荷爾蒙。壓力愈大，分泌量愈多。

一旦分泌增加……

食量增加！

能夠抑制食慾的瘦體素分泌量減少，身體變得無法抑制食慾，食量就增加了。

脂肪更容易囤積！

血糖上升會更容易囤積脂肪，尤其是腹部周圍的脂肪最容易累積。

心理特徵

- 不安及緊張感提高
- 一點小事就受驚嚇
- 情緒低落
- 做事提不起勁
- 想要避開與人交流

身體特徵

- 出現肩膀僵硬、腰痛、頭痛等症狀
- 難以入睡
- 沒有食慾、吃得過多
- 容易腹瀉或便祕
- 暈眩或耳鳴

出處：由日本厚生勞動省「心靈也要維護～支持年輕人的心理健康網站」做成

優質睡眠能解決所有問題

睡眠不足會增加食慾

睡眠不足會讓抑制食慾的「**瘦體素**」**分泌量變少，而能夠提高食慾的飢餓素分泌量會增加。慢性失眠的人更會有促使血糖上升的「糖皮質素」分泌增加的趨勢**。由此可知，睡眠對於內臟脂肪的穩定是相當重要的。

睡眠中分泌的荷爾蒙還能修復受損的血管，預防動脈硬化。肝臟同樣會在睡眠時間降低代謝活動及解毒作用，獲得休息，肝功能也會因此提升。相反地，**睡眠不足時，血液中容易囤積廢物，荷爾蒙的分泌及代謝發生異常，容易導致血脂異常及糖尿病**。

如果睡眠時間過長，自律神經及荷爾蒙分泌會發生混亂。大人的理想睡眠時間為7小時，最重要的不是睡眠時間長度，而是「品質」。

擁有優良睡眠品質的小訣竅，首先每天要固定睡眠時間及起床時間。再來臥室要昏暗且安靜，起床後可以在陽光沐浴下讓身體展開新的一天。最重要的是睡前1～2小時不碰電視、電腦與智慧型手機。尤其是智慧型手機的藍光，會讓誘導睡眠的荷爾蒙分泌量減少。

睡眠品質不好的話容易變胖！？

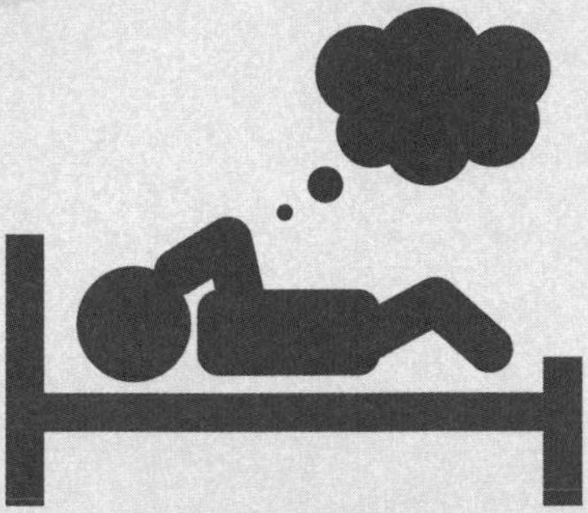

睡眠不足時，血液中的廢物容易囤積，代謝及荷爾蒙的分泌均會發生異常，導致血脂異常或糖尿病。此外，睡眠時間過長也會讓自律神經及荷爾蒙分泌失調，所以最重要的是適當擁有品質好的睡眠。

睡得好的訣竅

比起時間長度，提高睡眠品質更加重要。
睡得好不僅能使荷爾蒙分泌變正常，
肝功能也會獲得修復，提升代謝。

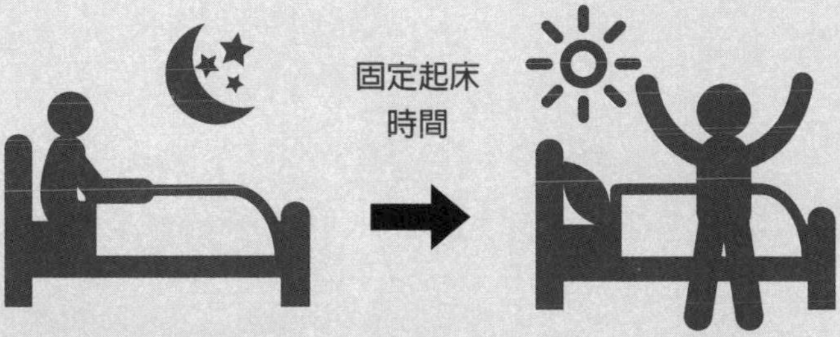

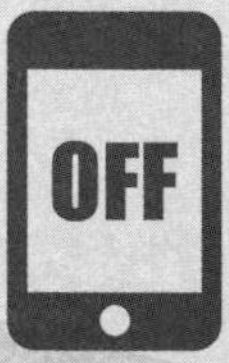

智慧型手機、電視等在睡前1～2小時關閉

晚上10點至12點間就寢

起床就曬點太陽

結語

讀完之後覺得如何呢？應該很容易執行並持續下去吧。

讓我們在這邊做個總結，順便複習消除內臟脂肪的小訣竅。首先，要限醣，不是卡路里，而是醣類含量。「微減醣」就可以了！不需要激烈地減少醣分，只要減少目前1日攝取量的15％。取而代之的是增加攝取15％構成肌肉的蛋白質，例如肉和雞蛋，那就更有效果。

接著是細嚼慢嚥。這樣可以減緩醣類的吸收速度，預防血糖快速上升。血糖快速上升的話，胰臟會大量分泌胰島素，多出來的胰島素就會將醣類轉化成中性脂肪。要慢慢吃，食物吃進口內後就要以咀嚼30次為目標。事實上，慢慢咀嚼是能夠擊退內臟脂肪的捷徑，所以一定要記住。

因為新冠肺炎的侵襲，日本國內醫療正面臨巨大轉變期。長期以來，醫療系統都是採「只要生病就予以治療」的被動模式，不過現在「防患於未然」的預防醫療時代已經開啟序幕。也就是說，現在已經是「自己的健康由自己照顧及管理的時代」。

人類都是生病之後才知道健康的可貴，但那往往已經太遲了。健康是無可取代的個人資產。

透過本書，如果能讓各位讀者知道如何減掉內臟脂肪的訣竅，那麼將是筆者之榮幸。

栗原診所 東京・日本橋院長 **栗原 毅**

【參考文獻】
『中性脂肪を自力でみるみる下げるコツ』（著者 栗原毅・河出書房新社）
『ズボラでも中性脂肪・コレステロールは下げられる！』（監修 栗原毅・宝島社）
『ズボラでもラクラク! 1週間で脂肪肝はスッキリよくなる』（著者 栗原毅・三笠書房）
『医者が教える 体にいい酒の飲み方』（監修 栗原毅ほか・宝島社）
『酒好き肝臓専門医が教えるカラダにいい飲み方』（著者 栗原毅・フォレスト出版）
※除此之外，我們還參考了許多書籍和網站。

國家圖書館出版品預行編目資料

內臟脂肪消除術：不用餓肚子、外食喝酒都OK！「凸凸的肚子」一下子就消除／栗原毅著；盧宛瑜. 一 初版. 一 臺中市：晨星出版有限公司，2022.08
面；公分. 一（知的！；196）
譯自：眠れなくなるほど面白い 図解 內臓脂肪の話
ISBN 978-626-320-189-7（平裝）

1.CST: 類脂質代謝疾病 2.CST: 健康飲食 3.CST: 減重

415.593 111008772

知的！196

內臟脂肪消除術

不用餓肚子、外食喝酒都OK！「凸凸的肚子」一下子就消除

眠れなくなるほど面白い 図解 內臓脂肪の話

作者	栗原毅
內文插畫	小由島カヨ（P119）、千野エー（P120～121）
內文圖版	成富英俊、中多由香、益子航平、宮島薫（I'll products）
譯者	盧宛瑜
編輯	吳雨書
封面設計	ivy_design
美術設計	曾麗香
創辦人	陳銘民
發行所	晨星出版有限公司 407台中市西屯區工業30路1號1樓 TEL：（04）23595820 FAX：（04）23550581 http://star.morningstar.com.tw 行政院新聞局局版台業字第2500號
法律顧問	陳思成律師
初版	西元2022年8月15日
再版	西元2024年6月15日（五刷）
讀者專線	TEL：（02）23672044 /（04）23595819#212 FAX：（02）23635741 /（04）23595493 service @morningstar.com.tw
網路書店	http://www.morningstar.com.tw
郵政劃撥	15060393（知己圖書股份有限公司）
印刷	上好印刷股份有限公司

定價350元

ISBN 978-626-320-189-7

NEMURENAKUNARUHODO OMOSHIROI ZUKAI NAIZOSHIBO NO HANASHI
Supervised by Takeshi Kurihara